AF312621

GUIDE PRATIQUE

DE L'INSPECTION DES VIANDES

GUIDE PRATIQUE

DE

L'INSPECTION DES VIANDES

Contrôle de la salubrité et de la qualité des fournitures de viande

PAR

L. MONIER,
Vétérinaire en premier.

E. HUON,
*Vétérinaire en chef des abattoirs de Marseille,
chargé de conférences
à l'Ecole de santé, de Médecine coloniale.*

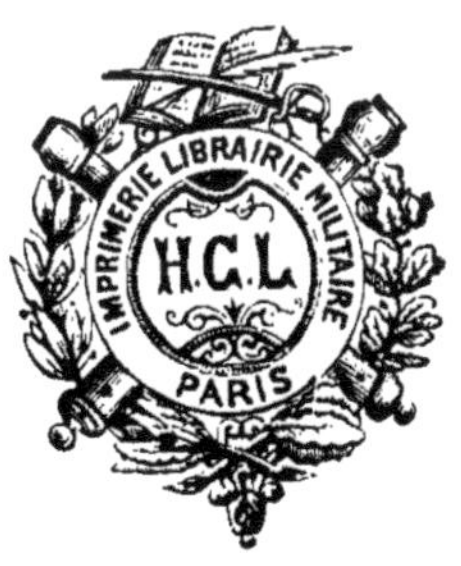

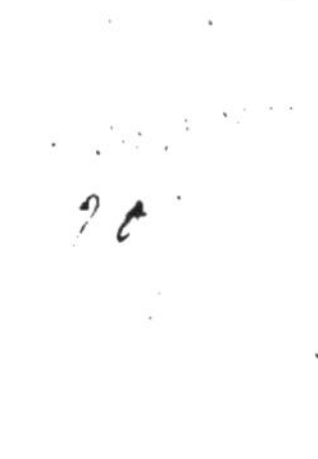

PARIS

HENRI CHARLES-LAVAUZELLE

Éditeur militaire

10, Rue Danton, Boulevard Saint-Germain, 118

(MÊME MAISON A LIMOGES)

AVANT-PROPOS

Le *Guide pratique de l'inspection des viandes* a été écrit dans un but de vulgarisation ; nous espérons qu'il sera lu par tous.

Nous nous sommes bornés, surtout à la description des caractères macroscopiques fournis par les viandes, en écartant presque systématiquement tous les procédés d'investigation et de recherches qui sont du domaine du laboratoire, et à la portée seulement des spécialistes.

Il nous est agréable de remercier ici, MM. les professeurs PORCHER et PANISSET des conseils qu'ils ont bien voulu nous donner.

GUIDE PRATIQUE

L'INSPECTION DES VIANDES

CHAPITRE Ier

Etude de la viande sur pied.

L'étude de la viande sur pied a pour objet l'examen d'un animal au point de vue de la santé et son appréciation comme viande de boucherie.

Etat de santé.

GRANDS RUMINANTS. — Les grands ruminants en bonne santé présentent une physionomie particulière : la marche est facile, les allures sont dégagées, le mufle est frais et humide, les yeux sont vifs et brillants, la colonne vertébrale est souple et cède facilement à la pression de la main au niveau du rein, la peau est douce, onctueuse, elle se détache sans difficulté des parties qu'elle recouvre, les oreilles et les cornes sont à la température du corps, la bouche est fraîche, l'haleine dépourvue d'odeur fade.

Au repos, l'animal se présente généralement en décubitus sterno-costal, le corps reposant sur un côté, l'encolure rejetée sur l'autre côté, les membres antérieurs et postérieurs fléchis et diversement cachés sous le corps. La rumination est facile.

La muqueuse oculaire est exempte d'infiltration : elle est d'une teinte rosée régulière.

La respiration est facile et lente : le nombre des mouvements respiratoires est de 12 à 15 à la minute.

Les pulsations sont peu nombreuses ; les battements du cœur, facilement perceptibles en appliquant la main en arrière de l'épaule, sont au nombre de 30 à 40.

La température rectale oscille dans le voisinage de 38° 5 : elle ne doit jamais dépasser 39°.

Dans l'état de maladie, au contraire, la marche est pénible : elle s'accompagne de sueurs profuses sur différentes parties du corps : la physionomie est anxieuse, le regard est morne et éteint. La peau, sèche et rugueuse, est adhérente aux parties profondes : le mufle est sec.

Les grandes fonctions sont plus ou moins troublées : la respiration et la circulation sont accélérées, la rumination suspendue.

La colonne vertébrale a perdu sa souplesse ; elle ne s'infléchit que difficilement à la pression des doigts.

La température rectale accuse une hyperthermie variable suivant l'état maladif. L'œil est gaufré : la conjonctive est rouge ou pâle et sans vigueur.

Le décubitus est latéral : l'appui de la tête sur le sol se fait par la mâchoire inférieure.

A côté de cela on trouve des signes cliniques variables, qui tous ont trait à l'état morbide (salivation, diarrhée abondante et sanguinolente, écoulement muco-purulent par le vagin, amaigrissement musculaire très prononcé, tuméfactions sur différentes parties du corps, etc.).

Souvent, après une marche pénible ou après un séjour prolongé en chemin de fer, on observe des signes de surmenage caractérisés par une coloration très accusée de la conjonctive, une accélération des grandes fonctions, un état fébrile peu marqué joint à des symptômes de stupéfaction assez accusés. Dans ce cas, la santé n'est pas profondément altérée et le repos pendant quelques jours suffit à faire disparaître tous les signes de fatigue.

PETITS ANIMAUX. — Le veau en bonne santé a la peau fine et souple, l'œil vif, les muqueuses d'un rose pâle ; les excréments sont à peine colorés chez le veau de lait et légèrement teintés si l'animal a brouté.

La température normale est voisine de 38°,5, le pouls assez vite (100 pulsations à la minute), la respiration accélérée (25 à 30 mouvements).

Le *mouton* sain est vif et alerte, difficile à saisir dans le troupeau ; il se défend lorsqu'on cherche à le retenir ; il a le rein souple ; la laine est grasse au toucher, elle s'arrache difficilement ; les muqueuses apparentes sont rosées ; le bout du nez est frais, humide ; les naseaux sont exempts d'écoulement muco-purulent. La température rectale oscille autour de 39° : les pulsations sont voisines de 80 et les respirations de 30 à la minute.

Le *porc* en bonne santé a des mouvements vifs. Il court d'un côté et d'autre. La peau est souple et luisante.

La température rectale voisine de 39° ; les pulsations au nombre de 60 à 90 et les respirations au nombre de 20 en moyenne.

Appréciation de l'animal de boucherie.

Bien que cette appréciation soit rarement laissée à l'inspecteur, celui-ci peut, dans certains cas, se trouver dans la nécessité de choisir des animaux sur pied en vue d'une destination spéciale, comme, par exemple, l'alimentation d'une agglomération d'individus.

Il est bien certain que l'habitude et la pratique des « toucheurs de bestiaux » se joueront toujours des hésitations des gens qui ne sont pas du métier, et nous n'avons pas la prétention, par l'exposé qui va suivre, de permettre au premier venu d'apprécier un animal sur pied aussi bien qu'un boucher : loin de nous cette pensée. Nous voulons simplement, par la coordination des renseignements que nous avons recueillis, déduire une méthode qui guidera le débutant, suppléera au manque d'éducation de sa vue et de son toucher et lui permettra d'arriver à une appréciation suffisante des animaux qu'il aura à visiter, afin de fixer son choix.

L'étude que nous entreprenons est basée sur un ensemble de caractères que nous divisons en :

Caractères généraux : communs à toutes les espèces.

Caractères individuels : ceux de l'animal à apprécier.

Etude des caractères généraux.

La valeur d'un animal destiné à la boucherie, dépend en première ligne de trois facteurs principaux : le sexe, l'âge et la race.

INFLUENCE DU SEXE

La qualité d'une viande est intimement liée au sexe de l'animal qui l'a fournie. D'une façon générale on peut dire que la viande la meilleure est celle qui provient d'un animal dont l'organisme est soustrait aux perturbations dues à l'influence du sexe ; que cet état particulier soit le résultat de l'intervention chirurgicale de l'éleveur ou bien qu'il soit simplement dû, comme chez les jeunes animaux, à un développement incomplet des organes génitaux. Autrement dit, *le type de l'animal de boucherie est l'animal neutre* (bœuf, mouton, porc) *ou incomplètement développé* (génisse, bouvillon, agneau, truie jeune). Cet état, outre des facultés d'engraissement facile, permet à la viande d'acquérir des qualités qui en font un aliment de premier choix.

La destination spéciale des femelles en vue de la reproduction, la fatigue imposée par des parturitions nombreuses ou une lactation continue, l'engraissement tardif alors que les qualités comme reproductrices diminuent, font que la viande des femelles est généralement inférieure à celle des animaux neutres.

Il est bon toutefois de faire remarquer que cela n'a rien d'absolu : car, suivant les conditions d'élevage, d'engraissement, suivant certaines conditions propres aux individus eux-mêmes, la viande de certaines femelles peut être égale en qualité et quelquefois même supérieure à celle d'animaux neutres, insuffisamment préparés pour leur destination dernière.

Les mâles, à cause de l'influence des organes génitaux sur la structure générale et sur tous les tissus, sont, de tous les animaux de boucherie, ceux dont la viande est le moins appréciée. Dans chaque espèce, les mâles, sont d'ailleurs les représentants les moins nombreux : ils ne sont conservés que comme géniteurs, et ne sont livrés à la boucherie qu'en fin de carrière, après un engraissement généralement court Les taureaux jeunes et en bon état d'engraissement donnent des viandes de bonne qualité, à condition toutefois qu'ils n'aient pas été trop souvent utilisés pour la reproduction.

INFLUENCE DE L'AGE

Un animal de boucherie, dans les différentes phases de sa vie, fournit de la viande de qualité variable, que l'on peut en principe cataloguer de la façon suivante :

Bovidés mâles.

Veau de lait...............	Viande de 1re qual.	
Bouvillon et taurillon, 6 mois à 2 ans.	2e	
Bœuf de 3 à 6 ans...........	1re	1er choix.
— de 7 à 9 ans...........	1re	2e choix.
— de 10 à 12 ans.........	1re	3e choix.
Taureau, à partir de 2 ans 1/2.	3e	

Bovidés femelles.

Génisse, 3 à 6 mois...........	1re
Vache, 8 mois à 3 ans........	1re
Vache, 3 ans 1/2 à 10 ans......	2e
Vache au-dessus de 10 ans....	3e

La viande de vache n'est vraiment de 2e qualité qu'à partir du deuxième vêlage ; sa qualité diminue avec l'âge et surtout avec le nombre des vêlages.

Il est bien entendu que, suivant le mode d'élevage et d'engraissement, certains animaux de boucherie peuvent faire exception aux modifications de la qualité que nous venons de désigner.

Ovidés mâles.

Agneau.	Viande de 1ʳᵉ qual.
Anouge (1) de 8 à 12 mois...............	— 1ʳᵉ —
Mouton, 2 ans........................	— 1ʳᵉ —
Bélier châtré.	— 2ᵉ —
Bélier.	— 3ᵉ —

Ovidés femelles.

Agnelle de 2 mois à 1 an...............	— 1ʳᵉ —
Brebis de 2 ans........................	— 1ʳᵉ —
Brebis de 3 ans........................	— 2ᵉ —

Chez le porc, l'influence de l'âge, n'est pas à considérer, car cet animal est presque toujours sacrifié dans la première année de son existence.

L'influence de l'âge étant si importante, il nous paraît de toute utilité de donner sommairement les caractères qui permettent de l'apprécier chez les animaux de boucherie ; caractères qui sont tirés :

1° De l'examen de la dentition.

2° De l'examen des cornes.

EXAMEN DE LA DENTITION. — *A) Bovidés.* Les incisives seules servent à la détermination de l'âge des bovidés. Elles sont au nombre de 8 ; elles sont distribuées sur la mâchoire inférieure et sont placées en clavier à l'espèce de paleron arrondi qui termine le maxillaire inférieur ; elles présentent une certaine mobilité dans leurs alvéoles, afin d'éviter les blessures du bourrelet fibro-cartilagineux de la mâchoire supérieure. Suivant leur situation, elles sont dénommées : pinces (deux incisives du milieu), mitoyennes (deux de chaque côté des pinces), coins (une de chaque côté des mitoyennes).

Les premières incisives *caduques,* ou *dents de lait,*

---

(1) Anouge, terme servant à désigner les jeunes moutons.

sont remplacées à des époques fixes, précieuses pour la détermination de l'âge, par les dents dites de *remplacement*, plus solides et plus fortes.

Dans son ensemble, l'incisive de remplacement est formée de deux parties : l'une la *racine de la dent*, complétement enchâssée dans la gencive ; l'autre, la *partie libre*, émergeant de la muqueuse gingivale et affectant une forme spatulée, à bord supérieur tranchant. La face antérieure de la partie libre est légèrement bombée et parsemée de fines stries longitudinales ; la face postérieure est divisée en deux parties par une cannelure transversale de forme conique, dont la base s'élargit vers l'extrémité libre de la dent. Les frottements continus amènent l'usure progressive des incisives jusqu'au niveau de la cannelure transversale, ce qui constitue le *nivellement de la dent*. Ce nivellement se produit plus ou moins tard sur les incisives et a une grande importance pour la détermination de l'âge.

Les indications fournies par les dents caduques et les dents de remplacement sont données par le tableau suivant :

Au moment de la naissance.	Pinces et premières mitoyennes de lait apparentes.
Du 5ᵉ au 10ᵉ jour.	Apparition des deuxièmes mitoyennes de lait.
Du 15ᵉ au 20ᵉ jour.	Éruption des coins de lait.
Vers le 6ᵉ mois.	Les incisives de lait sont à niveau, *la mâchoire est au rond*, c'est-à-dire que les incisives décrivent par leur bord libre une courbe régulière.
Jusqu'à 18 mois.	Les dents de lait ou caduques persistent.
18 mois à 2 ans.	Apparition des pinces de remplacement.
2 ans à 2 ans 1/2.	Sortie des premières mitoyennes de remplacement.

2 ans 1/2 à 3 ans 1/2.......	Sortie des deuxièmes mitoyennes de remplacement.
3 ans 1/2 à 4 ans 1/2.......	Sortie des coins de remplacement.
5 ans.....................	Les dents de remplacement sont à niveau, *la mâchoire est au rond, la bouche est faite.*
5 ans à 6 ans.............	Nivellement des pinces de remplacement.
7 ans à 8 ans.............	Nivellement des mitoyennes de remplacement.
8 ans à 9 ans.............	Nivellement des coins de remplacement.

A partir de 9 ans, l'usure des incisives a pour effet d'écarter les dents l'une de l'autre. Dans la jeunesse, les incisives se touchent seulement par leur extrémité ; cette partie une fois usée, les dents s'écartent et elles le font d'autant plus que l'usure est plus grande et, par conséquent, l'âge plus avancé.

Chez les animaux très vieux, il ne reste plus que des chicots jaunes, très espacés les uns des autres.

B) Mouton. Les incisives des ovidés offrent les mêmes caractères anatomiques que celles des bovidés, les indications fournies par la table dentaire sont les suivantes :

1° Les incisives caduques ou de lait persistent jusqu'à l'âge de 15 mois environ.

2° De 15 à 18 mois......	Remplacement des pinces (deux dents).
3° De 18 mois à 2 ans...	Remplacement des premières mitoyennes (quatre dents).
4° De 2 ans 1/2 à 3 ans..	Remplacement des deuxièmes mitoyennes (six dents).
5° De 3 à 4 ans..........	Remplacement des coins (huit dents).
6° A 4 ans 1/2..........	La mâchoire est au rond.

Le nivellement des dents se fait ensuite d'une façon à peu près régulière, à raison d'une dent par année.

C) *Porc*. La détermination de l'âge du porc est de peu d'importance, car l'engraissement est généralement terminé au bout de la première année ; il est bon cependant de donner les indications suivantes :

Les *dents de lait* sont au complet vers la 4ᵉ semaine; les *dents de remplacement* commencent leur éruption vers le 7ᵉ mois ; ce sont les coins qui apparaissent les premiers, puis les pinces, puis les mitoyennes ; les crochets ou dents canines apparaissent vers le 8ᵉ mois.

EXAMEN DES CORNES. — La détermination de l'âge par l'examen des cornes est basée sur la présence de sillons circulaires à la base de l'organe, sillons qui sont produits par la formation exagérée de corne à certaines époques de l'année.

Il reste bien entendu que les indications ainsi fournies ne sont qu'approximatives et doivent toujours être complétées par l'examen de la dentition ; car la production de la corne n'est pas régulière et dépend d'une foule de circonstances extérieures ; d'autre part, les animaux peuvent être l'objet de manœuvres frauduleuses ayant pour but de faire disparaître un certain nombre de sillons.

Le décompte des sillons se fait de la base de la corne à l'extrémité, en ayant soin de compter le **premier** sillon pour trois années. Il est en effet d'observation que les sillons correspondant aux deux premières années sont peu marqués et s'effacent avec l'âge.

INFLUENCE DE LA RACE

Bovins. — Toutes nos races françaises sont bonnes pour la boucherie ; cependant toutes n'ont **pas le** même crédit sur les marchés. Suivant le **mode d'éle-**

vage, les ressources du pays, la facilité d'engraissement, la viande acquiert des qualités de saveur qui
la font rechercher.

C'est ainsi que la *limousine*, la *charolaise-niver-
naise*, la *normande* sont de nos races françaises celles
qui sont les plus estimées. Les deux premières fournissent une viande imprégnée de filons de graisse du
meilleur goût ; la troisième se fait remarquer par le
juteux de sa chair.

A côté de ces races se classent : la *garonnaise*, la
nivernaise, l'*auvergnate* ou *salers*, si rustique, race
de travail et de boucherie.

La spécialisation des bovins pour la boucherie,
autrement dit l'élevage fait uniquement en vue de la
production de la viande, n'existe pas ou peu en
France. Généralement les animaux ne sont livrés à
la boucherie qu'après une carrière de travail plus ou
moins longue et après avoir subi un engraissement
de peu de durée. Des essais de spécialisation ont
cependant été tentés. L'éleveur devait pour cela s'a-
dresser à des races précoces; il avait intérêt à mener
l'engraissement rapidement de façon à conduire ses
animaux dans le plus bref délai à l'abattoir. C'est en
vue d'augmenter la précocité de nos races françaises
comme bêtes de boucherie qu'ont été essayés les
croisements avec le Durham.

Les essais n'ont pas donné les espérances qu'on
en attendait, la précocité n'a été atteinte qu'au détri-
ment de la qualité de la viande et toujours les métis
durham ont été de qualité inférieure aux sujets purs.

C'est par une sélection sage et raisonnée, en choi-
sissant des animaux d'engraissement facile, bien plus
que par les croisements, qu'on arrivera à augmenter
la précocité de nos races.

Ovins. - Les races ovines sont multiples : parmi elles nous citerons :

La race du Plateau central, représentée par le mouton limousin, très estimé à cause de la finesse de la chair, le marchois, le bizet, etc.;

La race du bassin de la Loire, représentée par le mouton berrichon et solognot;

La race gasconne, avec le mouton périgourdin, du Lot et de Capdenac :

La race flamande, qui comprend le mouton charentais, choletais et picard.

Les métis provenant du croisement de nos races autochtones avec le *mérinos* ou le *dishley* fournissent une viande de qualité inférieure à celle des races précédentes; ils sont néanmoins d'un commerce facile, à cause de leur développement musculaire.

La production française est loin de répondre aux besoins de la consommation, ce qui explique l'affluence considérable des moutons étrangers sur les marchés.

Parmi eux, nous citerons:

Le *mouton prussien*, avantageusement croisé avec le mérinos de Rambouillet :

Le *dishley* et le *south-down*, races anglaises remarquables par leur précocité et leur développement;

Le *mouton des steppes* de la Russie et de la Hongrie;

Le *mouton italien*, à tête busquée;

Le *mouton argentin;*

Enfin le *mouton algérien*, dont la consommation augmente tous les ans, surtout depuis que les bergers arabes prennent l'habitude d'émasculer complé-

tement leurs animaux au lieu d'avoir recours au bis-
tournage, qui laissait à la viande une odeur de suint.

La richesse et la composition botanique de la flore
locale ont une influence sur la saveur et sur la qualité de la viande. La chair des moutons de pré-salé
acquiert, par l'alimentation avec des plantes salines,
un goût exquis particulier qui la fait rechercher.

Porcins. — La plupart des races de porc peuvent-
être ramenées à deux types :

1° Les races à soie blanche et à oreilles tombantes,
fournissant un lard généralement ferme et peu épais,
sont représentées par les porcs croannais, mancels,
normands, bretons ;

2° Les races à soies de couleur et à oreilles courtes
présentent le plus souvent de l'épaisseur du lard, et
sont fournies par les porcs de Provence, béarnais,
espagnols, bressans, lorrains, périgourdins, limou-
sins, gascons, languedociens, roussillons, Yorkshire.

L'alimentation a une grande influence sur les qualités de la viande. L'alimentation végétale avec des
glands, des farines, des châtaignes, etc., est bien
supérieure à celle constituée uniquement de soupes,
de débris de cuisine, etc., qui donnent un mauvais
goût à la viande et de la mollesse au lard.

Etude des caractères individuels.

Cette étude comprend les caractères fournis par
l'individu lui-même ; elle vise surtout la *conformation*
et l'*état de graisse*. Il reste bien entendu que les
caractères individuels n'acquièrent toute leur valeur
qu'autant qu'ils sont examinés sur des animaux placés dans les mêmes conditions, c'est-à-dire de même
race, de même sexe, de même âge.

CONFORMATION. — Le moyen le plus pratique pour juger de la bonne conformation d'un animal de boucherie est celui donné par l'Anglais Stephens.

Ce moyen consiste à envisager l'animal successivement sur quatre faces, savoir : de profil, par devant, de face, par derrière et renversé vu par le dos.

Chacune de ces faces annonce une conformation d'autant meilleure qu'elle remplit exactement le cadre qui l'entoure. Chaque face correspond aux parties les plus importantes de l'animal de boucherie (poitrine, dos, reins, culotte) ; plus elle sera développée, plus grand sera le développement des régions précitées, plus le rapport entre les os et les muscles **sera** favorable.

ÉTAT DE GRAISSE. — La graisse, chez les animaux adultes, se dépose à l'intérieur du corps ou à l'extérieur sous forme de couverture. Suivant les différents degrés d'engraissement auxquels sont parvenus les animaux, on les désigne en boucherie par les termes de :

Animal en état, lorsque l'engraissement est à la période de début ; quoique suffisamment musclés, les animaux en état manquent un peu de graisse ;

Animal demi-gras, lorsque l'engraissement est plus avancé ;

Animal fin gras, lorsque l'engraissement a été poussé à ses dernières limites, que le développement de la graisse extérieure est très accusé et que l'infiltration graisseuse de toutes les parties musculaires est très marquée.

A la dernière période de l'engraissement, la graisse envahit les espaces intermusculaires et s'accumule dans certaines parties du corps, dans le voisinage des

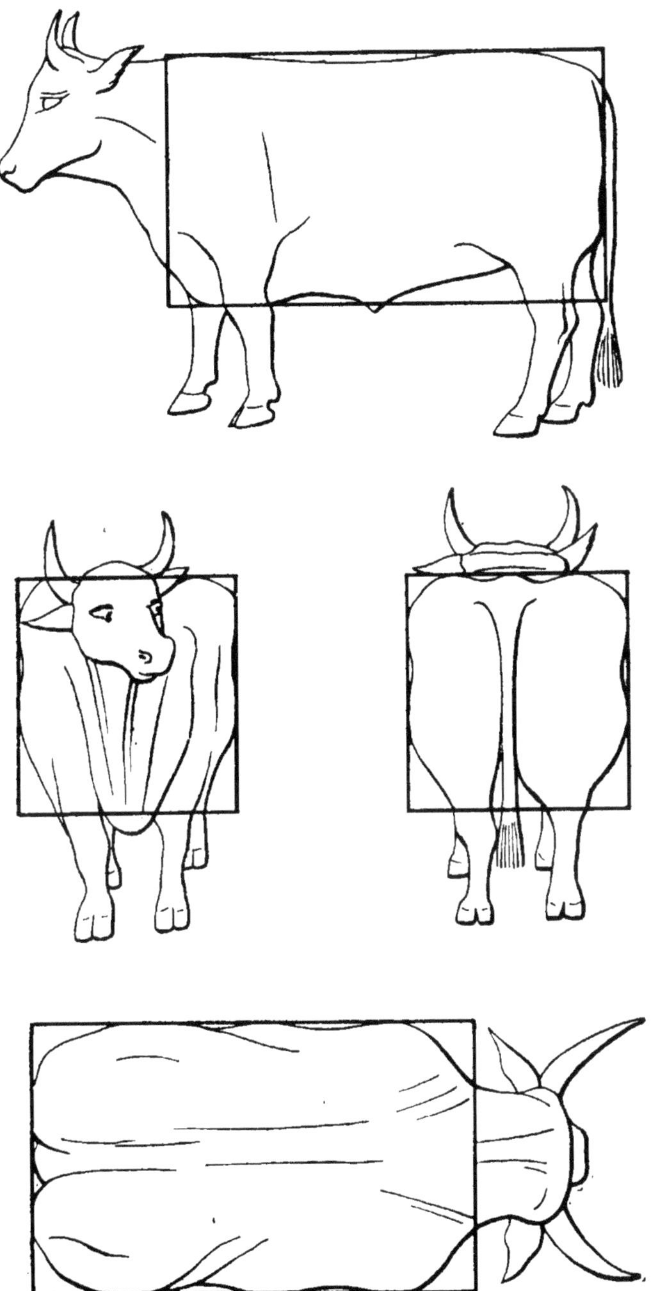

Schémas de la conformation, d'après Stephens.

ganglions, pour y former des amas désignés sous le nom de *maniements*.

Ces maniements ont été catalogués, et il a été reconnu par l'observation que la prédominance de tel ou tel d'entre eux correspondait à des qualités particulières de la viande.

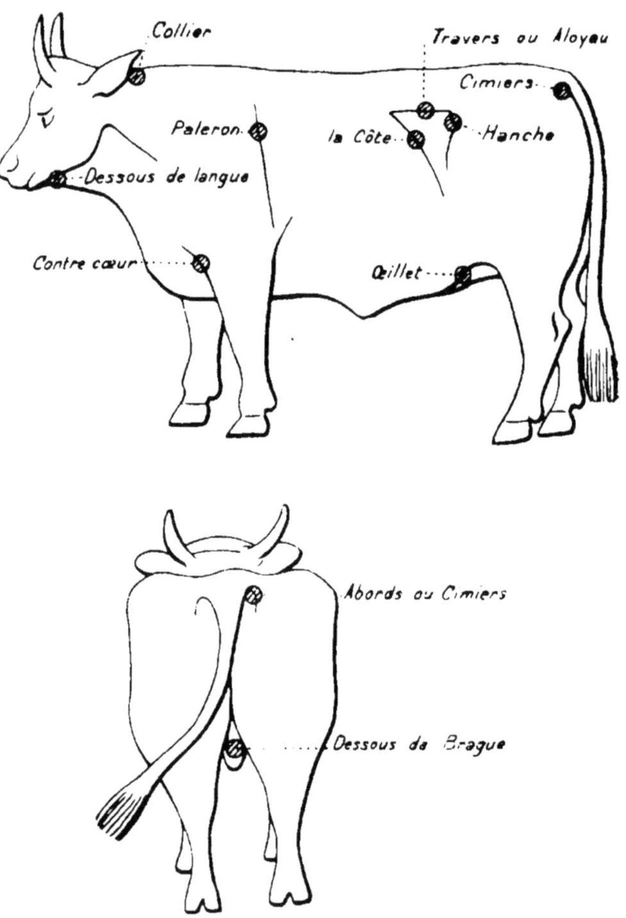

Schémas indiquant les maniements chez les bovidés.

Chez *les bovins*, les principaux maniements avec leur signification particulière sont :

Les a*bords* ou *cimier*, maniement placé de chaque côté de la base de la queue, un des premiers à se former. Il existe même chez les animaux âgés, soumis depuis peu à l'engraissement, et indique la graisse extérieure. On l'apprécie en le saisissant avec les doigts, le pouce en dessous.

Le *dessous de braque*, maniement placé entre les fesses, appréciable chez le bœuf en prenant à pleines mains la masse scrotale. Chez la vache, il est situé en avant de la mamelle (cordon ou braie). Il indique le suif ou graisse intérieure et n'est réellement bien sensible que chez les animaux dont l'engraissement est déjà avancé ;

L'*œillet* ou *hampe*, ou *grasset*, maniement situé au pli de la peau qui va de la rotule au ventre. Il s'apprécie par la sensation de poids qu'il donne à la main qui le soulève ; il indique la graisse intérieure et le persillé ;

La *hanche*, maniement situé à la pointe de la hanche; il n'apparaît qu'avec un engraissement assez avancé et il indique la graisse dans tout l'organisme;

Le *travers* ou *aloyau*, maniement situé sur les apophyses transverses des vertèbres lombaires, un des derniers formé; il indique le développement de la graisse intérieure. Les animaux fin gras ont ce maniement qui se confond avec le flanc;

Le *flanc* n'existe que chez les animaux à la dernière période de l'engraissement et indique le suif et la graisse extérieure;

La *côte* est un des premiers maniements formés; son développement est en raison directe de la qualité de la viande et de la graisse extérieure; il s'apprécie au niveau de la courbure des dernières côtes; en opposant le pouce aux autres doigts et en tirant à soi la peau et les tissus sous-cutanés, on a la sensation d'un plan adipeux, souple, moelleux, plus ou moins épais ;

Le *paleron*, situé en arrière du bord inférieur de l'épaule près du cartilage, fournit à peu près les mêmes indications que le précédent;

Le *contre-cœur*, placé dans l'angle de l'épaule et du bras, n'apparaît qu'un des derniers et indique la graisse extérieure;

Le *collier* est constitué par un dépôt de graisse le long du bord supérieur de l'encolure; il n'est réellement bien développé que lorsque l'engraissement est à sa période ultime; il indique toujours l'abondance de la graisse intérieure;

Le *dessous de langue* n'est réellement appréciable que lorsque l'engraissement est parfait; il est toujours le signe de la graisse intérieure.

Tous ces maniements n'ont pas la même importance au point de vue de la qualité de la viande et du rendement probable de l'animal. Ceux qui sont le plus consultés sont : le *cimier* et la *côte* pour la graisse extérieure : la *braque*, l'*œillet* et le *travers* pour la graisse intérieure.

Chez le *mouton*, on ne consulte guère que le *cimier* et surtout le *travers*, qui s'apprécie en plaçant la main largement ouverte au niveau des apophyses transverses des vertèbres lombaires. Sur les animaux maigres ou insuffisamment engraissés, les apophyses apparaissent sèches et peu garnies au travers de la peau; chez les moutons bien préparés, au contraire, elles sont recouvertes d'une couche de graisse plus ou moins épaisse.

Chez le *porc*, il n'y a guère que le maniement du dos qui puisse donner des indications sur le rendement approximatif et l'état de graisse.

Outre les indications fournies par les maniements, certains états particuliers de l'animal examiné sont susceptibles d'influencer sa valeur comme bête de boucherie. Ainsi les animaux émasculés par l'ablation des testicules sont toujours préférés, à état de graisse égal, aux animaux simplement bistournés; les femelles castrées, celles qui sont dans un état de gestation peu avancé ont la préférence, parce qu'elles fournissent une viande de meilleure qualité.

Du rendement.

Le choix de l'acheteur étant fait quant à la qualité de l'animal, il est nécessaire qu'il puisse apprécier le *rendement*, c'est-à-dire la quantité de viande qui sera fournie après l'abatage. Le poids net, c'est-à-dire le rendement en viande ou le poids des quatre quartiers, est nécessairement facteur du poids vif.

L'expérimentation et les statistiques ont démontré que le rendement est approximativement le suivant (1) :

(1) Villain, *La Viande saine.*

Pour le *bœuf* :

Animaux en chair. . . . .   50 à 55 p. 100 du poids vif.
     gras. . . . .   55 à 60   —
     fin gras. . . . .   60 à 65   —

Pour le *mouton* :

Animaux de 1re qualité.   48 à 50   —
    de 2e qualité..   45 à 46   —
    de 3e qualité..   40 à 43   —

Pour le *porc* :

Rendement variable. . .   65 à 75   —

Il est donc de toute nécessité de connaître le poids vif. Le moyen le plus sûr est d'avoir recours à une bascule : c'est le seul qui ne puisse être entaché d'erreur. Les professionnels, grâce à leur grande pratique, arrivent à évaluer à peu près exactement le poids vif des animaux de boucherie, rien que par l'examen de la conformation et de l'état de graisse.

Pour suppléer à l'inhabileté des gens qui ne sont pas du métier et qui n'ont pas de bascule à leur disposition, on a trouvé des méthodes basées sur l'assimilation du corps à une figure géométrique dont le volume est facile à trouver, volume qu'il suffit de multiplier ensuite par un coefficient de densité pour avoir une approximation suffisante du poids vif.

Ces méthodes sont de deux sortes : les unes donnent le poids vif (méthodes Quételet, Pressler et Crevat) ; les autres donnent le poids net (Mathieu de Dombasle, Anderson).

1° Méthode Quételet.

L'animal est comparé à un cylindre dont la génératrice aurait pour longueur la distance qui sépare la

pointe de l'épaule de la pointe de l'ischium et pour
circonférence le périmètre thoracique pris en arrière
des épaules. Ces mesures sont prises au moyen du
cordon métrique.

Le poids de la tête, du cou et des membres repré-
sente à peu près le 1/10 du poids du corps, et il est
admis que la densité de la viande est à peu près celle
de l'eau.

Quételet arrive ainsi à la constitution de la formule
suivante :

$$P = C^2 L \times 87,5$$

dans laquelle : P = poids vif,

C = périmètre thoracique,

L = longueur de la génératrice,

87,5 = un coefficient constant.

Il a établi des tables auxquelles il suffit de se rapporter pour avoir le poids demandé.

Méthode Quételet.

CIRCONFÉRENCE prise DERRIÈRE L'ÉPAULE.	LONGUEUR EN CENTIMÈTRES, DEPUIS LA POINTE DE L'ÉPAULE JUSQU'À LA POINTE DE L'ISCHIUM.															
	120	124	128	130	132	134	136	138	140	142	144	146	148	150	152	154
140	206	213	220	223	226	230	233	237	240	244	247	250	254	257	261	264
142	212	219	226	229	233	236	240	244	247	251	254	258	261	265	268	272
144	218	225	232	236	240	243	247	250	254	258	261	265	269	272	276	280
146	224	231	239	242	246	250	254	257	261	265	269	272	276	280	284	287
143	230	238	245	249	253	257	261	265	268	272	276	280	284	288	291	295
150	236	244	252	256	260	264	268	272	276	280	283	287	291	295	299	303
152	243	251	259	263	267	271	275	279	283	287	291	295	299	303	307	311
154	249	257	266	270	274	278	282	286	291	295	299	303	307	311	316	320
156	256	264	273	277	281	285	290	294	298	302	307	311	315	319	324	328
158	262	271	280	284	288	293	297	302	306	310	315	319	323	328	332	337
160	269	278	287	291	296	300	305	309	314	318	323	327	332	336	341	345
162	276	285	294	299	303	308	312	317	322	326	331	335	340	345	349	354
164	282	292	301	306	311	315	320	325	330	334	339	344	348	353	358	362
166	289	299	309	314	318	323	328	332	338	342	347	352	357	362	366	371
168	296	306	316	321	326	331	336	341	346	351	356	361	366	370	375	380

	140	142	144	146	148	150	152	154	156	158	160	162	164	166	168	170
170	304	314	324	329	334	339	344	349	354	359	364	369	374	379	385	390
172	311	321	331	337	342	347	352	357	362	368	373	378	383	383	393	399
174	318	329	339	344	350	355	360	366	371	376	382	387	392	397	403	408
176	380	385	390	396	401	407	412	418	423	428	434	439	445	450	455	461
178	388	394	399	403	411	416	422	427	432	438	444	449	455	460	466	471
180	397	403	408	414	420	425	431	437	442	448	454	459	465	471	477	482
182	406	412	417	423	429	435	441	446	452	458	464	470	475	481	487	493
184	415	421	427	433	438	444	450	456	462	468	474	480	486	492	498	504
186	424	430	436	442	448	454	460	466	472	478	484	490	496	503	509	515
188	433	439	445	452	458	464	470	476	483	489	495	501	507	514	520	526
190	442	449	455	461	468	474	480	487	493	499	506	512	518	525	531	537
192	452	458	465	471	477	484	490	497	503	510	516	523	529	536	547	549
194	461	468	474	481	487	494	501	507	514	520	527	534	540	547	553	560
196	471	477	484	491	498	504	511	518	524	531	538	545	551	558	565	572
198	480	487	494	501	508	515	521	528	535	542	549	556	563	570	576	583
200	490	497	504	511	518	525	532	539	546	553	560	567	574	581	588	595
202	500	507	514	521	529	537	543	550	557	564	571	579	586	593	600	607
204	510	517	524	532	539	546	554	561	568	575	583	590	597	605	612	619
206	520	527	535	542	550	557	565	572	579	587	594	602	609	616	624	631
208	530	538	545	553	560	568	576	583	591	598	606	613	621	628	636	644
210	549	548	556	563	571	579	587	594	602	610	618	625	633	641	648	656

Méthode Quételet (Suite).

CIRCONFÉRENCE prise derrière l'épaule.	LONGUEUR EN CENTIMÈTRES, DEPUIS LA POINTE DE L'ÉPAULE JUSQU'À LA POINTE DE L'ISCHIUM.																	
	152	154	156	158	160	162	164	166	168	170	172	174	176	178	180	184	188	192
212	598	606	614	622	629	637	645	653	661	669	677	685	692	700	708	724	740	755
214	609	617	625	633	641	649	657	665	673	681	689	698	705	713	721	737	754	769
216	621	629	637	645	653	662	670	678	686	694	702	711	719	727	737	751	768	784
218	632	641	649	657	666	674	682	691	699	707	715	724	732	740	749	765	782	799
220	644	652	661	669	678	686	695	703	712	720	729	737	746	754	763	780	797	813
222	656	664	673	681	690	698	707	716	725	733	742	751	759	768	776	794	811	828
224	668	676	685	694	705	712	720	729	738	747	755	764	773	782	790	808	826	843
226	680	688	697	706	715	724	733	742	751	760	769	778	787	796	805	822	840	858
228	692	701	710	719	728	737	746	755	764	773	783	792	801	810	819	837	855	874
230	704	713	722	733	741	750	759	768	778	787	796	806	815	824	833	852	870	889
232	716	725	735	744	754	763	773	782	791	801	811	821	830	839	849	868	887	905
234	728	738	748	751	767	776	786	796	805	815	824	834	843	853	863	882	901	920
236	741	751	760	770	780	790	800	809	819	823	839	848	858	868	878	897	916	936
238	754	763	773	783	793	803	813	823	833	843	853	863	873	883	893	912	932	952
240	766	776	786	797	807	817	827	837	847	857	867	877	887	897	907	928	948	968

2° Méthode Pressler.

On évalue la circonférence oblique du thorax de la façon suivante : on part du sternum, on côtoie la partie antérieure d'une épaule, on franchit le garrot, on suit la partie postérieure de l'autre épaule et on rejoint le point de départ.

On prend ensuite la *circonférence de longueur*, en partant du sternum, en suivant latéralement le ventre, en passant sous la queue et en revenant au point de départ. Pour trouver le poids vif, on fait le carré de la moitié de la circonférence oblique, on multiplie le résultat : 1° par la circonférence de longueur ; 2° par 3,14 ; 3° par une constante dite de forme qui varie, suivant la race, de 44 à 47.

3° Méthode Crevat.

Après de nombreuses observations, Crevat a fixé les formules suivantes dont le coefficient varie suivant l'âge, le sexe et l'embonpoint :

Veaux.	$P = 100 \times C^3$.
Bouvillons et génisses.	$P = 90 \times C^3$.
Bœufs en état.	$P = 80 \times C^3$.
— mi-gras.	$P = 78 \times C^3$.
— gras.	$P = 74 \times C^3$.
— très gras.	$P = 70 \times C^3$.
— fin gras.	$P = 70 \times C^3$.

C indique le périmètre thoracique.

4° Méthode Mathieu de Dombasle.

Cette méthode consiste à prendre la circonférence oblique de la poitrine à l'aide du ruban métrique. On part du garrot ; on fait passer le ruban en arrière du coude gauche, puis sous la poitrine entre les avant-bras et on le fait remonter sur le plat de l'épaule droite pour rejoindre le point de départ.

On peut faire, à titre de correction, deux mensurations symétriques et prendre la moyenne des deux mensurations. Mathieu de Dombasle a établi la table suivante, avec laquelle il est facile de lire le poids net en regard du périmètre observé.

MÉTHODE MATHIEU DE DOMBASLE

PÉRI-MÈTRE.	POIDS.	PÉRI-MÈTRE.	POIDS.	PÉRI-MÈTRE.	POIDS.	PÉRI-MÈTRE.	POIDS.
mètres c.	Livres.	mètres c.	Livres.	mètres c.	Livres.	mètres c.	Livres.
1,81	350	2,05	507	2,29	710	2,53	950
1,82	356	2,06	514	2,30	720	2,54	962
1,83	362	2,07	521	2,31	730	2,55	975
1,84	368	2,08	528	2,32	740	2,56	987
1,85	375	2,09	535	2,33	750	2,57	1000
1,86	381	2,10	542	2,34	760	2,58	1012
1,87	387	2,11	550	2,35	770	2,59	1025
1,88	393	2,12	558	2,36	780	2,60	1037
1,89	400	2,13	566	2,37	790	2,61	1050
1,90	406	2,14	572	2,38	800	2,62	1062
1,91	412	2,15	583	2,39	810	2,63	1075
1,92	418	2,16	591	2,40	820	2,64	1087
1,93	428	2,17	600	2,41	830	2,65	1100
1,94	431	2,18	608	2,42	840	2,66	1112
1,95	437	2,19	616	2,43	850	2,67	1125
1,96	443	2,20	625	2,44	860	2,68	1137
1,97	450	2,21	633	2,45	870	2,69	1150
1,98	457	2,22	641	2,46	880	2,70	1162
1,99	464	2,23	650	2,47	890	2,71	1175
2 »	471	2,24	660	2,48	900	2,72	1187
2,01	478	2,25	670	2,49	910	2,73	1200
2,02	485	2,26	680	2,50	920		
2,03	492	2,27	690	2,51	930		
2,04	500	2,28	700	2,52	940		

5° Méthode Anderson.

Elle consiste à prendre la moitié du poids vif, à y ajouter les 4/7 du même poids vif et à diviser par 2 ; le quotient donne le poids net.

6° **Méthode mixte.**

M. Baron a donné les deux formules suivantes :

$$p = t \times l \times b \times 100$$
$$P = t \times l \times v \times 80$$

p indique le poids net en livres : P, le poids vif en kilogrammes ; *t*, le tour droit du thorax ; *l*, la longueur scapulo-ischiale ; *b*, le tour du bassin ; *v*, le tour du ventre.

Il est bon d'ajouter que ces différentes méthodes ne donnent toutes qu'une approximation suffisante.

Abatage et préparation des animaux de boucherie.

L'abatage des grands animaux se fait en France par deux procédés :

1° L'assommement ;
2° L'égorgement ou sacrification.

L'assommement consiste à provoquer l'anéantissement des animaux, dont la tête est fixée près du sol, par des coups de massue portant sur la nuque ou sur la région frontale. La dernière méthode est de beaucoup supérieure à la première, car elle occasionne une chute moins brusque des animaux sur le sol et prévient ainsi les ecchymoses de l'extrémité inférieure des membres et les suffusions sanguines intramusculaires qui, sans diminuer la qualité de la viande, lui donnent un aspect peu appétissant.

L'assommement se fait soit avec la masse ordinaire, qui a l'inconvénient d'amener l'écrasement du cerveau et de rendre la vente des cervelles plus difficile, soit avec le *merlin anglais*, masselotte de 2 kilogrammes environ, disposée d'un côté en forme d'emporte-pièce, qui détermine le foudroiement de l'animal frappé.

M. Bruneau a inventé un appareil qui porte son nom pour l'abatage des grands animaux. C'est un masque de cuir, garni en son centre d'une plaque métallique moulée sur la région frontale et percée en son milieu d'un trou, donnant passage à un boulon perforateur qui doit occasionner le traumatisme mortel. Une disposition particulière permet de frapper le boulon un peu obliquement de manière qu'il atteigne directement le cervelet et que la mort soit instantanée.

L'assommement est toujours accompagné de la *saignée* à la base de l'encolure, obtenue par la section des gros vaisseaux et facilitée par le *foulage*, qui consiste à exercer une pression avec le pied sur la paroi abdominale en même temps que le membre antérieur correspondant à la saignée est soumis à une traction rythmée.

Le procédé de l'*égorgement* n'est guère utilisé, pour l'abatage des grands animaux, que dans le rite israélite. Il consiste à faire une section nette et rapide de toutes les parties molles de l'encolure jusqu'aux vertèbres cervicales. Ce procédé est plus barbare que le précédent ; mais il a l'avantage de donner une viande qui, toutes choses égales, se conserve plus longtemps que celle du bœuf assommé.

L'abatage des animaux de boucherie autres que les grands ruminants (veau, mouton, porc) se fait toujours par égorgement.

L'animal mort est immédiatement soumis à une préparation spéciale qui a pour but de l'amener à la forme sous laquelle il est vu à l'étal du boucher.

Cette préparation, désignée en termes de boucherie sous le nom *d'habillage*, comporte les opérations suivantes :

1° Les cornes sont abattues et les pieds coupés au niveau des genoux et des jarrets ;

2° L'animal est soufflé pour faciliter l'enlèvement de la peau et pour donner plus d'apparence à la viande (veau, mouton). Les bovins, sauf ceux qui sont très maigres, ne sont pas soufflés ;

3° L'animal est dépouillé presque complètement, la peau ne restant attenante que sur le dos et sur les reins ;

4° L'abdomen et la poitrine sont ouverts pour sortir les issues ;

5° Enfin l'animal est suspendu et fendu le long de la colonne vertébrale (bovins).

Les grands ruminants sont présentés à l'étal *par moitié*, les poumons, le cœur et le foie détachés, ou par quartiers que l'on distingue en : *quartiers de devant* et *quartiers de derrière*.

Le veau et les petits ruminants sont présentés en entier, l'abdomen et la poitrine fendus. Chez les petits ruminants, les viscères sont généralement adhérents.

Le porc est fendu le long de la colonne vertébrale et présenté par moitié.

CHAPITRE II

Etude de la viande abattue.

***

Phénomènes généraux qui se passent dans les viandes abattues.

Immédiatement après l'abatage, la viande saine est molle : le tissu conjonctif est luisant, imprégné d'humidité : la graisse et la moelle épinière ne sont pas raffermies : la chair, d'une coloration rouge violacé, donne au toucher une sensation de chaleur humide : elle laisse échapper une légère buée. Tous ces différents signes font qualifier la viande de « *chaude* » ou « *pantelante* ».

Puis l'évaporation diminue, la graisse et la moelle épinière deviennent plus consistantes, la chair prend une coloration tirant sur le rouge foncé : elle devient dure et ferme au toucher et donne une sensation de fraîcheur : elle prend peu à peu les caractères de ce que l'on appelle en boucherie « *viande rassise* ».

Ces modifications sont généralement produites *dix heures* après l'abatage : elles entraînent toujours une diminution de poids due à l'évaporation d'une certaine quantité d'eau. Cette diminution de poids est évaluée à environ 3 p. 100.

La *viande rassise*, type de la viande marchande, conserve ses caractères pendant un temps variable, jusqu'au moment où elle arrive au terme de sa conservation, c'est-à-dire jusqu'au moment où elle devient le siège de la putréfaction.

Certaines conditions particulières tenant aux milieux extérieurs, sont susceptibles de modifier les phénomènes précédents.

Sous l'influence d'un soleil ardent, l'évaporation se fait beaucoup plus rapidement que dans les conditions ordinaires : l'état de « viande rassise » est atteint dans des limites beaucoup plus restreintes.

Si l'action du soleil continue, la viande se dessèche ; elle se raccornit ; elle prend une teinte noirâtre dans les couches superficielles directement en contact avec l'air. Dans les parties profondes, la viande apparaît encore avec sa coloration normale. L'action très prolongée du soleil a encore pour résultat d'amener un raccourcissement des portions tendineuses et un arrachement des fibres musculaires au niveau de leurs insertions osseuses.

Le vent sec produit sur la viande à peu près les mêmes modifications que la chaleur : il la dessèche et lui donne une couleur foncée.

Le vent humide, au contraire, ramollit la viande, lui donne une teinte blafarde et une odeur de relent. Il active l'apparition des phénomènes de la décomposition cadavérique.

La pluie et le brouillard agissent de la même façon, mais avec une intensité plus grande ; ils hâtent la décomposition putride.

Le froid sec raffermit la viande et en facilite la conservation : s'il est très intense, il la congèle. La viande congelée se reconnaît par la dureté du tissu musculaire, qui devient absolument rigide ; cette rigidité est due à la congélation du suc musculaire, congélation qui aboutit quelquefois à la formation de petits cristaux de glace entre les faisceaux de fibres.

Sous l'action de la chaleur, la viande congelée se ramollit ; les fibres musculaires se dissocient très vite ; la viande est sans consistance, difficile à cuire ; elle se gâte facilement.

Caractères différentiels des viandes.

La différenciation des viandes est basée sur un ensemble de caractères qui relèvent de deux groupes :

1° Les *caractères macroscopiques* fournis par la viande elle-même, variables suivant les individus ;

2° Les *caractères anatomiques*, immuables pour toutes les espèces.

Caractères macroscopiques des viandes.

Ces caractères sont tirés de la couleur, de la consistance, de l'odeur, du mode de répartition de la graisse et de ses caractères.

Taureau. — La viande de taureau adulte a une coloration foncée, presque noire ; sa consistance est très ferme, quelquefois coriace. Chez les animaux déjà âgés, son odeur est *sui generis*.

Le grain de viande est rugueux ; la section transversale de la fibre musculaire présente un reflet irisé.

La graisse est blanche ; elle s'accumule dans certaines régions, particulièrement autour des rognons, où elle est très abondante. Elle se dépose rarement dans le tissu conjonctif sous-cutané et fait défaut comme graisse de couverture ; elle ne pénètre jamais entre les fibres musculaires et ne produit pas de persillé.

Bœuf. — La chair du bœuf est rouge vif ; elle est

ferme et onctueuse au toucher; son odeur est fraîche, aromatique ; la graisse est blanche ou franchement jaunâtre. La graisse de couverture est plus ou moins abondante ; chez les animaux très gras, elle pénètre entre les faisceaux musculaires et donne à la coupe cet aspect marbré particulier désigné sous le nom de « *persillé* ». Le grain de la viande de bœuf est toujours beaucoup plus fin que celui de la viande de taureau.

Vache. — La viande de vache est d'une coloration rouge vif, plus ferme que celle du bœuf, mais d'un grain moins fin. L'odeur de lait est quelquefois très marquée, surtout dans les parties avoisinant les mamelles. La graisse de couverture est plus ou moins abondante ; suivant l'état d'engraissement, elle est blanche ou jaunâtre. Le persillé est moins fréquent que chez le bœuf.

Veau. — La viande de veau est blanche, lorsque l'animal a été exclusivement nourri de lait ; elle devient rosée après alimentation par des fourrages divers. Elle dégage une odeur fraîche tournant facilement à l'aigre. Son grain est fin, peu serré ; le persillé fait toujours défaut. La graisse de couverture manque généralement ; elle est remplacée par du tissu conjonctif très lâche, d'un blanc nacré. Les rognons sont couverts d'une graisse d'autant plus fine et plus blanche que la qualité de l'animal examiné est supérieure.

Ovidés. — La viande de mouton est d'une coloration rouge vif : son grain est fin et serré, avec parfois un peu de persillé dans la partie charnue de la côtelette. Son odeur est fraîche, aromatique. Chez les mâles, et surtout chez certaines races, elle laisse dégager une odeur de suint.

La graisse est blanche, ferme et onctueuse : elle s'accumule pour former une couverture d'épaisseur variable autour des reins, de la poitrine et de la base de la queue : les rognons sont habituellement noyés au milieu d'une masse de graisse.

Chèvre. — La chèvre fournit une chair d'une coloration rouge brun, noircissant rapidement à l'air, ferme, à grain grossier, mais souvent molle et poisseuse : elle dégage une odeur légèrement musquée.

Le persillé fait complètement défaut. La graisse de couverture est rare. La graisse s'accumule surtout à l'intérieur au pourtour des rognons ; elle est très ferme et blanche chez les animaux jeunes, diffluente et jaunâtre chez les animaux âgés.

Agneau. — La viande d'agneau est légèrement rosée, molle et à grain très fin ; elle dégage une odeur de lait. La graisse est peu abondante, très fine, onctueuse au toucher ; elle s'accumule surtout autour des rognons, qu'elle ne recouvre le plus souvent qu'incomplètement.

Porc. — La viande de porc est blanche légèrement rosée, d'une coloration plus foncée dans le voisinage des os. Son grain est fin et très serré ; la coupe fraîche est douce et onctueuse au toucher, en raison de la graisse qui est très abondamment disséminée entre les faisceaux musculaires. Son odeur est peu appréciable.

La graisse est onctueuse : elle semble fondre entre les doigts : elle pénètre dans le tissu conjonctif où elle forme des amas d'épaisseur variable qui recouvrent tout le corps et qui constituent le *lard*. La graisse intérieure est aussi très abondante : blanche ou légèrement rosée, elle tapisse toute la paroi ventrale et forme, au niveau des rognons des amas volumineux. Cette graisse intérieure est appelée *panne*.

Cheval. — La viande de cheval est d'une couleur rouge noir ; elle est tendre, colle au doigt ; son grain est fin. La surface de la coupe prend un aspect huileux et comme vernissé. La graisse s'accumule rarement à l'extérieur ; elle ne s'infiltre jamais dans l'épaisseur des muscles. Elle forme surtout des amas dans l'intérieur de la cavité abdominale. La graisse de cheval est molle au toucher, jaunâtre, de consistance huileuse et tache le papier, ce qui tient à la grande proportion d'oléine qu'elle renferme.

Caractères anatomiques.

Ces caractères donnent des indications précises, que l'animal soit présenté en entier, par moitié ou par quartiers. Ils sont toujours de nature à permettre la différenciation de l'espèce et du sexe.

a) CARACTÈRES DIFFÉRENTIELS DES ESPÈCES.

Ces caractères sont surtout fournis par les *différences ostéologiques* du tronc et des membres et par les *différences des viscères*.

1° BOVINS ET ÉQUIDÉS. — Les différences ostéologiques du tronc portent sur le nombre et la conformation des différentes pièces de la tige rachidienne et sur le nombre et la conformation des côtes.

Les *vertèbres cervicales* sont au nombre de 7 chez les bovins et les équidés: elles n'ont cependant pas la même conformation ; d'une façon générale, on peut dire que les vertèbres cervicales des bovins sont plus courtes et plus larges que celles des équidés: elles sont aplaties dans le sens antéro-postérieur et présentent un plus grand développement des éminences d'insertion. Outre ces généralités, on peut signaler les particularités suivantes :

L'apophyse épineuse de l'*atlas* des bovins ne présente pas, comme chez les équidés, de trou trachélien.

L'apophyse odontoïde de l'*axis* des bovins est cylindrique : elle est conique chez les équidés ; son apophyse épineuse est simple chez les bovins, bifurquée en arrière chez les équidés.

Les *vertèbres dorsales* sont au nombre de 13 chez les bovins et de 18 chez les équidés. Plus longues et plus épaisses chez les bovins, elles ont une apophyse épineuse beaucoup plus large.

Les *vertèbres lombaires*, au nombre de 6 dans les deux espèces, sont plus longues et plus épaisses, avec des apophyses transverses beaucoup plus développées chez les bovins que chez les équidés.

Les apophyses transverses des quatre dernières vertèbres sont inclinées en bas ; celles des 5ᵉ et 6ᵉ vertèbres ne sont jamais soudées chez les bovins.

Le *sacrum* des bovins est beaucoup plus volumineux et beaucoup plus courbé que celui des équidés ; ses apophyses transverses sont toutes soudées.

Les *vertèbres coccygiennes*, au nombre de 16 à 20 chez les bovins, sont plus volumineuses et plus tubéreuses que chez les équidés, où on en compte 15 à 18.

Les côtes, au nombre de 18 chez les équidés (8 sternales et 10 asternales), sont fortement cintrées, arrondies, épaisses, à gouttière sus-costale très prononcée ; chez les bovins, elles sont moins cintrées, plates et beaucoup plus larges ; on en compte 13 (8 sternales et 5 asternales).

Les *différences ostéologiques des membres* sont

nombreuses ; d'une façon générale, les os des bovins
sont plus épais et à canal médullaire plus développé
que ceux des équidés. Le tissu osseux réticulé qui
tapisse le canal médullaire des os longs des équidés
fait défaut chez les bovins.

Le *scapulum* ou *os de l'épaule* des bovins est plus
nettement triangulaire que celui des équidés. L'épine

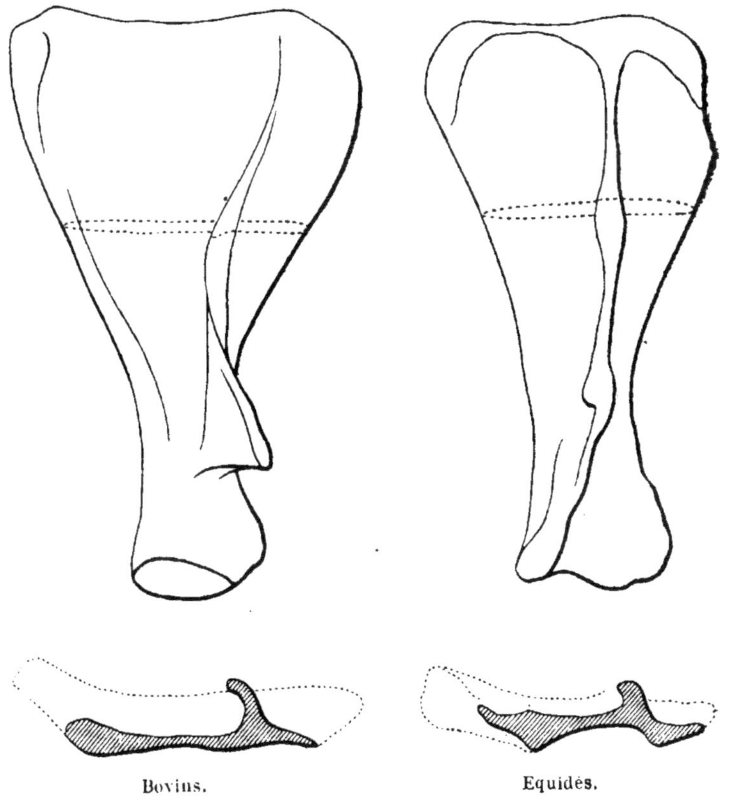

Schémas de la coupe de la région scapulaire.

scapulaire augmente d'élévation jusqu'au niveau du
col, où elle se termine brusquement par *l'acromion;*
elle divise la face externe de l'omoplate en deux fos-

ses qui sont dans le rapport de 1 à 3. Chez les équidés, au contraire, l'épine scapulaire a son maximum de hauteur vers le milieu de l'os: elle diminue ensuite jusqu'au niveau du col: elle dessine deux fosses qui sont dans le rapport de 1 à 2.

L'*humérus* des bovins est plus long et plus infléchi que celui des équidés: il possède une coulisse bicipitale toujours simple, alors qu'elle est double chez ces derniers.

La coupe de l'*avant-bras* des bovins montre la section du radius, de forme elliptique, et la section du cubitus, qui possède un canal médullaire. Chez les

Schemas de la coupe de l'avant-bras.

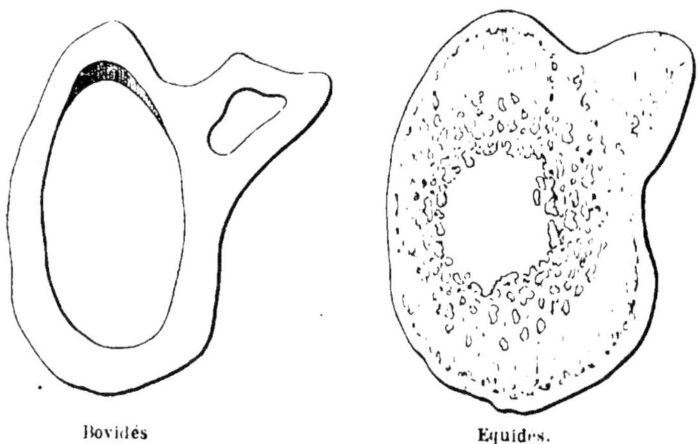

équidés, au contraire, la section du radius est manifestement arrondie: la section du cubitus est représentée par une surface triangulaire, dépourvue de canal médullaire et faisant défaut dans le tiers inférieur.

Le *carpe* des bovins diffère de celui des équidés, en ce qu'il est constitué par 6 os au lieu de 8.

La coupe de la *symphyse ischio-pubienne* offre une convexité tournée en bas chez les bovins, tandis qu'elle est presque rectiligne chez les équidés.

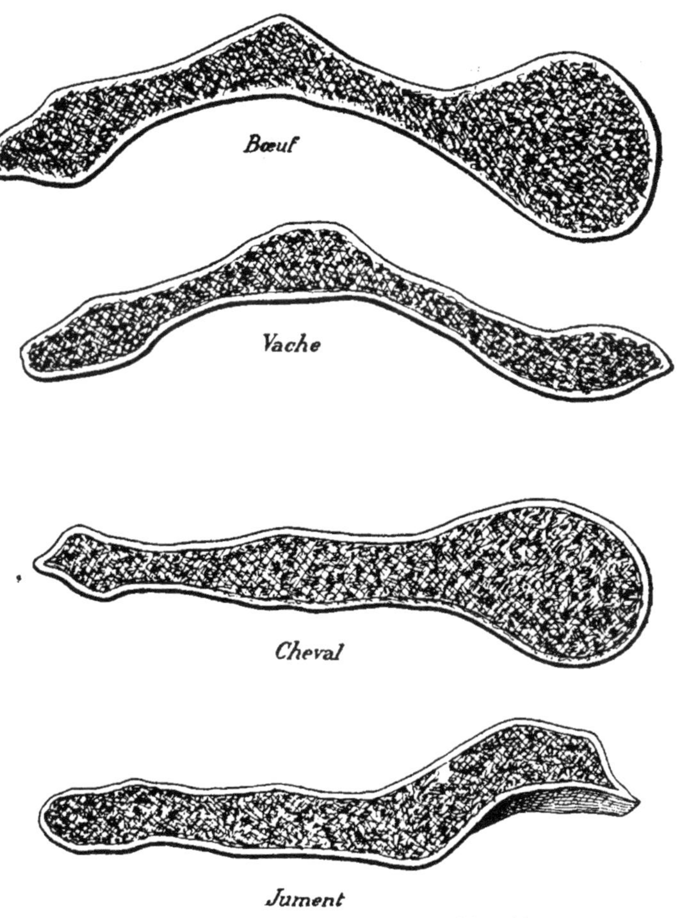

Schémas de la coupe de la symphyse ischio-pubienne.

La coupe du *fémur* fournit une surface de section nettement arrondie chez les équidés, tandis que, chez les bovins, elle rappelle la section d'un prisme triangulaire à arêtes arrondies. Chez ces derniers, la tête du fémur est plus nettement séparée du corps de l'os par un col plus allongé.

Le *jarret* des bovins est formé de 5 os répartis en trois rangées, tandis que, chez les équidés, il est formé de 6 à 7 os répartis seulement en deux rangées.

Les *différences viscérales* portent sur les organes suivants :

La *langue* des bovins se distingue par l'énorme développement des muscles qui la forment : elle est garnie de papilles coniques à étui corné qui la ren-

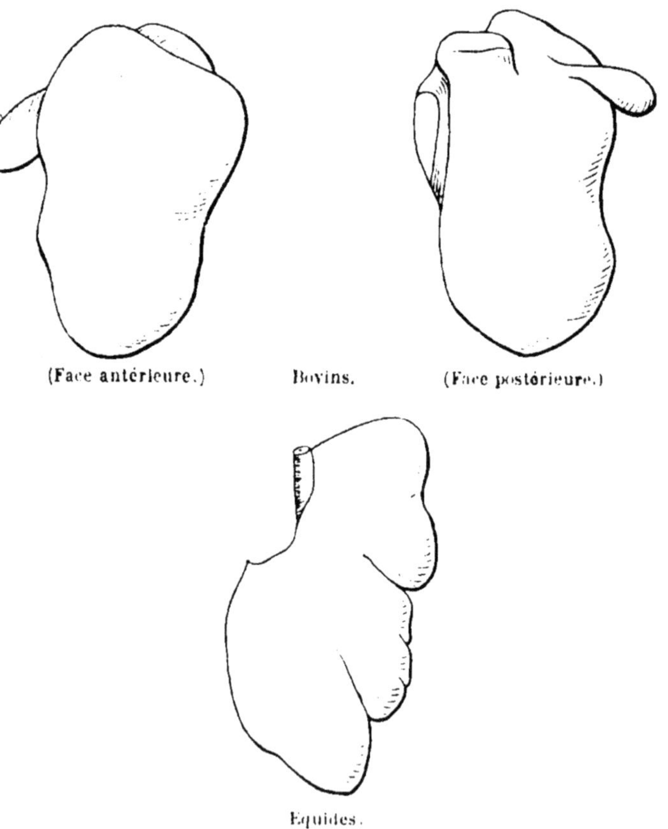

Schémas du foie des bovins et équidés.

dent très dure au toucher. Chez les équidés, elle est plate et spatulée dans son extrémité libre ; sa face supérieure est lisse et dépourvue de papilles.

Le foie des bovins est épais, volumineux, à peine échancré dans sa périphérie et pourvu d'une vésicule biliaire ; chez les équidés, la vésicule biliaire ; fait défaut et le foie est nettement divisé en trois lobes par des scissures profondes.

Les reins des bovins ont une forme allongée : ils sont lobulés et sont constitués de 15 à 20 petits reins secondaires ; chez les équidés, au contraire, ils sont lisses.

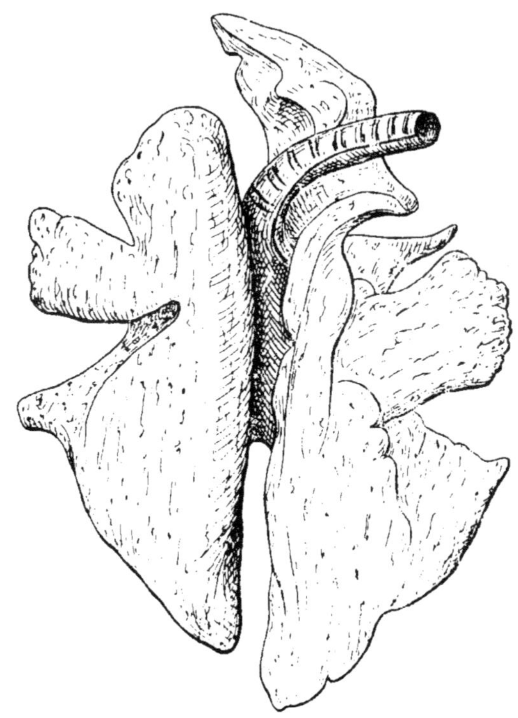

Schéma du poumon du bœuf.

Le cœur des grands ruminants est plus régulièrement conique que celui des solipèdes : il offre trois
sillons longitudinaux et un ou deux petits os dans la
zone aortique, tandis que, chez les derniers, les sillons sont au nombre de deux et les petits os font
défaut.

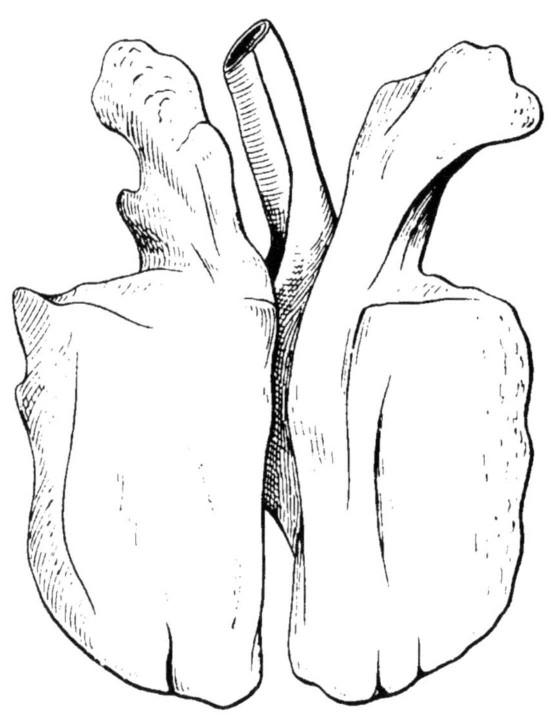

Schéma du poumon du cheval (face antérieure).

Les poumons des bovins se distinguent par la netteté des lobules pulmonaires, à cause du développement du tissu cellulaire lâche qui sépare les différents
lobules. Le poumon gauche est divisé en deux lobes,
le poumon droit en quatre.

Chez les équidés, le lobe gauche paraît divisé en deux lobes, le poumon droit en trois.

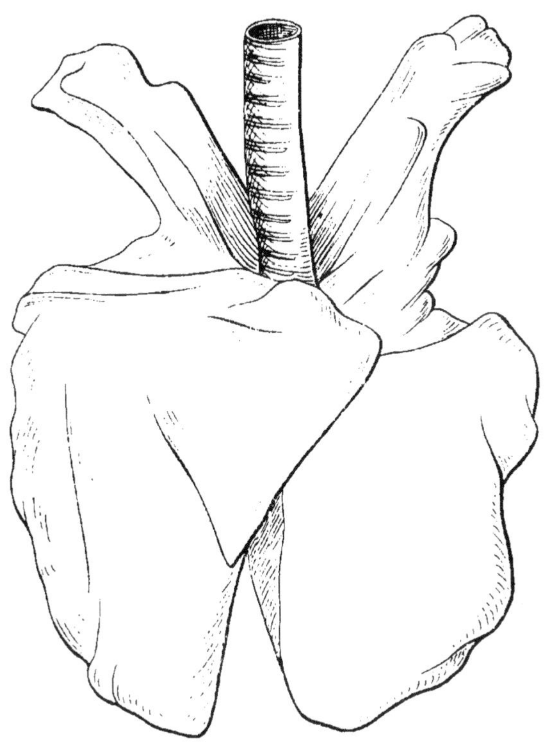

Schéma du poumon du cheval (face postérieure).

2° PORC ET VEAU. — Les différences ostéologiques sont les suivantes :

Les vertèbres cervicales du porc sont beaucoup plus courtes et plus tubéreuses que celles du veau ; les apophyses transverses de l'axis sont pourvues d'énormes trous trachéliens.

Les vertèbres dorsales sont au nombre de 14 chez le porc et de 13 chez le veau ; leurs apophyses transverses sont généralement traversées à leur base par un trou, qui communique avec le précédent.

Les vertèbres lombaires du porc ressemblent beaucoup à celles du veau : on trouve souvent chez cet animal une 7ᵉ vertèbre supplémentaire.

Le sacrum du porc est formé de 4 vertèbres non soudées ; chez le veau, il y a 5 vertèbres dont les apophyses épineuses sont soudées et forment une crête rugueuse.

Les côtes sont au nombre de 14 chez le porc (7 sternales et 7 asternales), alors qu'il n'y en a que 13 chez le veau.

Le sternum du porc est formé de 6 pièces soudées et terminées par un fort prolongement trachélien qui fait toujours défaut chez le veau.

Le scapulum du porc ressemble, dans sa forme générale, à celui du veau ; il en diffère par l'épine scapulaire qui atteint son maximum d'élévation vers sa partie moyenne et se renverse fortement à ce niveau sur la fosse sus-épineuse.

L'humérus du porc est comprimé d'un côté à l'autre ; il est fortement infléchi en S ; celui du veau est moins aplati et moins infléchi.

Le cubitus du porc est beaucoup plus développé que celui du veau ; il recouvre presque complètement la face postérieure du radius.

Le carpe du porc est formé de 8 os (4 à chaque rangée) et de 6 seulement chez le veau.

Schéma de la symphyse ischio-pubienne du veau et du porc.

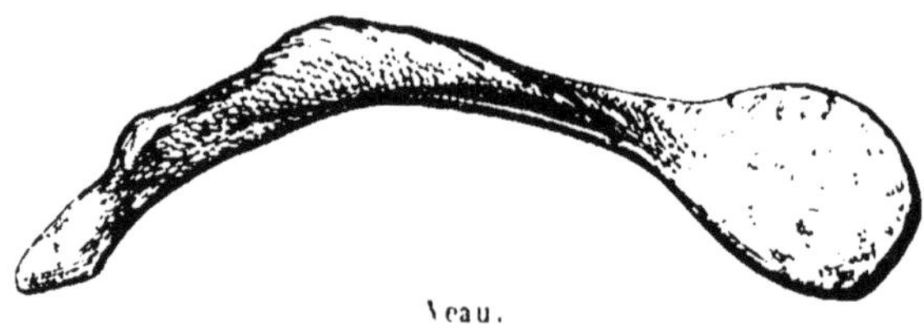

Veau.

La coupe de la *symphyse ischio-pubienne* du porc est petite et droite : la surface de section de celle du veau est, au contraire, volumineuse, arquée et convexe en dessous.

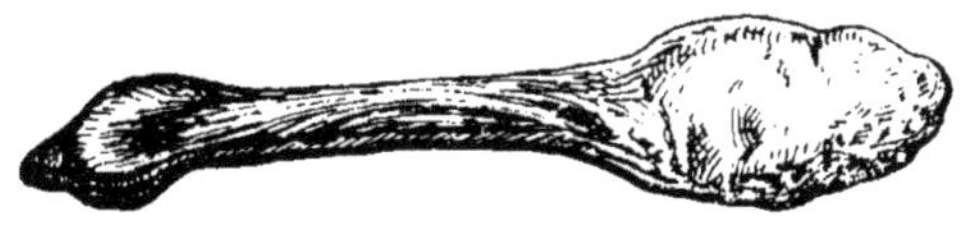

Porc.

Le fémur du porc ressemble à celui du veau ; il en diffère par un trochanter moins développé et par un col plus étranglé.

Le péroné du porc est beaucoup plus volumineux que celui du veau ; d'autre part, il est uni au tibia par un ligament interosseux.

Le jarret du porc est formé de 7 os, alors qu'il n'y en a que 5 chez le veau.

Les principales différences viscérales sont les suivantes ;

La langue du porc présente deux trous borgnes très développés qui font défaut chez le veau.

Le *foie* du porc a trois lobes parfaitement marqués;

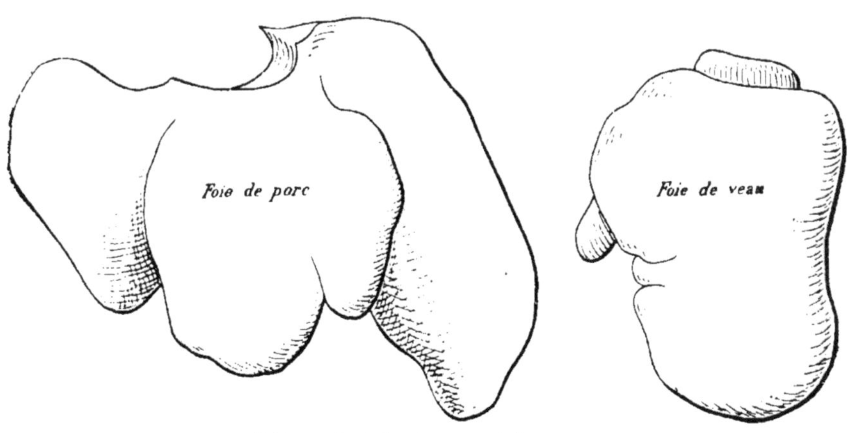

Schémas des foies de veau et de porc.

celui du milieu, divisé en deux lobules, porte la vésicule biliaire. Le foie du veau ne présente qu'un petit lobule nettement détaché (lobule de Spigel).

Les reins du porc ont la forme d'un haricot aplati : ils sont simples ; ceux du veau sont lobulés.

Le cœur du porc est moins régulièrement conique que celui du veau ; il présente, au niveau des sillons, de la graisse onctueuse qui tache les doigts.

Les *poumons* du porc offrent les mêmes divisions que ceux du veau (deux lobes à gauche, quatre à droite) ; les lobules pulmonaires sont plus apparents chez le veau que chez le porc.

3° Chèvre et mouton. — Les différences ostéologiques du mouton et de la chèvre sont peu nombreuses ; les *vertèbres cervicales* forment un ensemble d'une certaine gracilité chez la chèvre, tandis que le cou est court chez le mouton. La deuxième cervicale (axis) de la chèvre possède une épine haute, à bord libre mince et tranchant ; celle du mouton, au contraire, possède une épine réduite, terminée par une lèvre raboteuse.

Les *vertèbres lombaires* sont toujours au nombre de 6 chez la chèvre et leurs apophyses transverses sont dirigées en bas ; chez le mouton, on compte 6 à 7 vertèbres avec des apophyses transverses toujours dirigées en haut.

Les *vertèbres coccygiennes* sont au nombre de 11 à 12 chez la chèvre avec des apophyses transverses peu marquées, tandis qu'il en existe de 16 à 24 chez le mouton avec des apophyses transverses bien développées jusqu'à la 8°.

Le *scapulum* de la chèvre, offre une épine droite et tranchante, tandis que l'épine scapulaire du mouton présente un bord arrondi avec tubérosité.

L'*os du bassin* (coxal) est allongé chez la chèvre ;
la partie élargie (ilium) est peu développée : chez le
mouton, le coxal est moins allongé et l'ilium beaucoup plus élargi.

Les différences viscérales sont peu marquées.

b) CARACTÈRES DIFFÉRENTIELS DES SEXES

Bovidés. — Pour les bovidés présentés par moitié
ou par quartier, la différenciation est facile.

L'aspect général n'est pas le même, suivant qu'il
s'agit d'un bœuf, d'un taureau ou d'une vache.

Le taureau a les cuisses rebondies, les muscles sail-
lants, l'encolure épaisse. Le bœuf a des formes
moins accusées : la face interne des cuisses notamment est plus plate, l'encolure est moins massive.

Chez la vache, la côte est beaucoup plus plate, la
cuisse plus longue et moins globuleuse, l'encolure
plus mince.

Chez le taureau, la symphyse ischio-pubienne présente une section du corps caverneux qui est très
développé ; le muscle ischio-caverneux est aussi volumineux : le trajet inguinal est toujours très nettement marqué ; son orifice inférieur n'est jamais complètement masqué par la graisse : on y trouve souvent des vestiges du cordon testiculaire.

Chez le bœuf, la section du corps caverneux au-
dessous et en arrière de la section de la symphyse
ischio-pubienne est visible, mais toujours moins marquée : le muscle ischio-caverneux est moins développé que chez le taureau. Au niveau de l'orifice
inguinal inférieur on trouve simplement un amas de
graisse mamelonnée, frisotée (dessous de bœuf), si
l'émasculation a été complète ; des vestiges de la

glande testiculaire réduite au volume d'une petite noix, si l'animal a été simplement bistourné.

Chez la vache, le bassin est plus large : la tubérosité antérieure de la symphyse ischio-pubienne est aplatie et on constate l'absence du muscle ischio-caverneux. La région inguinale est marquée par une dépression profonde faite par le boucher en enlevant la glande mammaire : le fond de l'excavation est rempli par une graisse agglomérée et fine que les bouchers arrangent quelquefois pour lui donner l'aspect du « dessous de bœuf »

Ovidés. — Ces animaux sont presque toujours présentés en entier. Il suffit d'examiner la région scrotale pour trouver les testicules chez le bélier, les glandes testiculaires atrophiées, noyées dans un amas de graisse, le pénis, qui est presque toujours conservé, chez le mouton ; des vestiges des mamelles, chez la brebis.

Suidés. — La différenciation des sexes chez les suidés demande un peu plus d'attention : la présence de mamelles ventrales chez le porc et le peu de développement des glandes mammaires chez la truie peuvent amener des confusions. La section du corps caverneux n'est guère appréciable à cause de l'épaisseur de la graisse ; mais on trouve toujours chez le porc, au niveau de la dernière mamelle ventrale et sur la ligne médiane, un petit orifice qui sert à livrer passage au pénis.

Coupe des animaux de boucherie.

Bovidés. — Les viandes abattues sont découpées à l'étal du boucher de façon variable suivant les pays, mais les variantes observées sont peu importantes.

Schéma des coupes de boucherie.

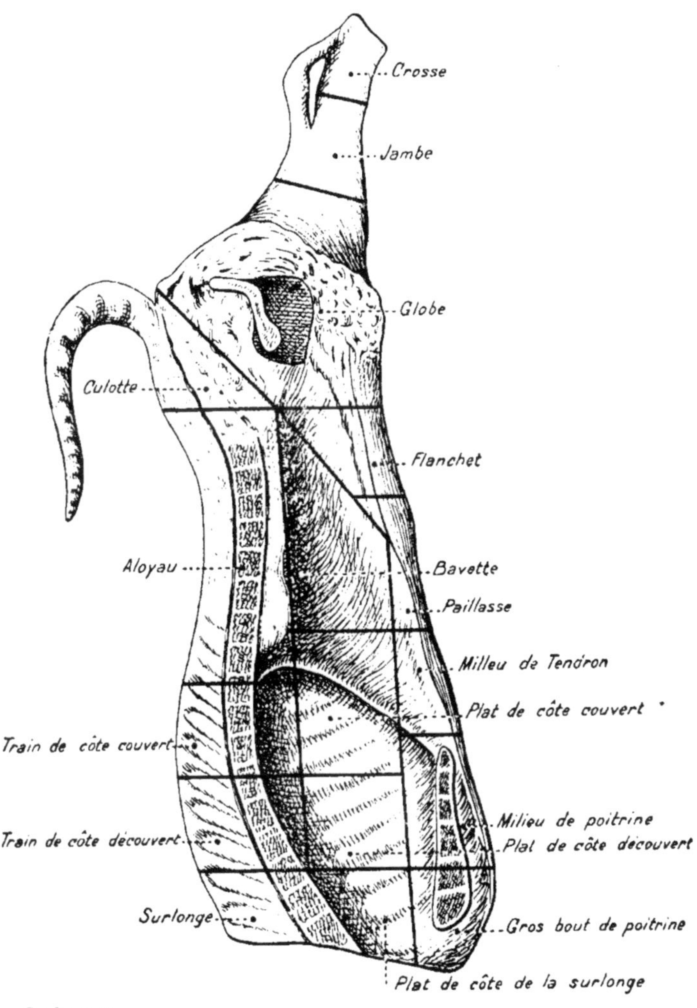

Devant sans épaule.
La hampe.
Le gros bout de poitrine.
Le milieu de poitrine.
Tendrons.
Paillasse.
Flanchet.
Plat de côtes de la surlonge.
   —   —   découvert.
   —   —   couvert.
Surlonge.
Train de côtes découvert.
   —   côtes couvert.
Bavette.

Quartier de derrière.
Aloyau... filet.
       faux filet.
       rumsteck.
Culotte.
Globe ... tende de tranche.
       tranche grasse.
       gîte à la noix.
Jambe.
Crosse.

Les bovins sont présentés par moitiés, les deux
moitiés d'un animal n'étant pas tout à fait symétriques : la moitié droite porte la queue et se nomme
côté de queue ; la gauche porte les piliers du dia-

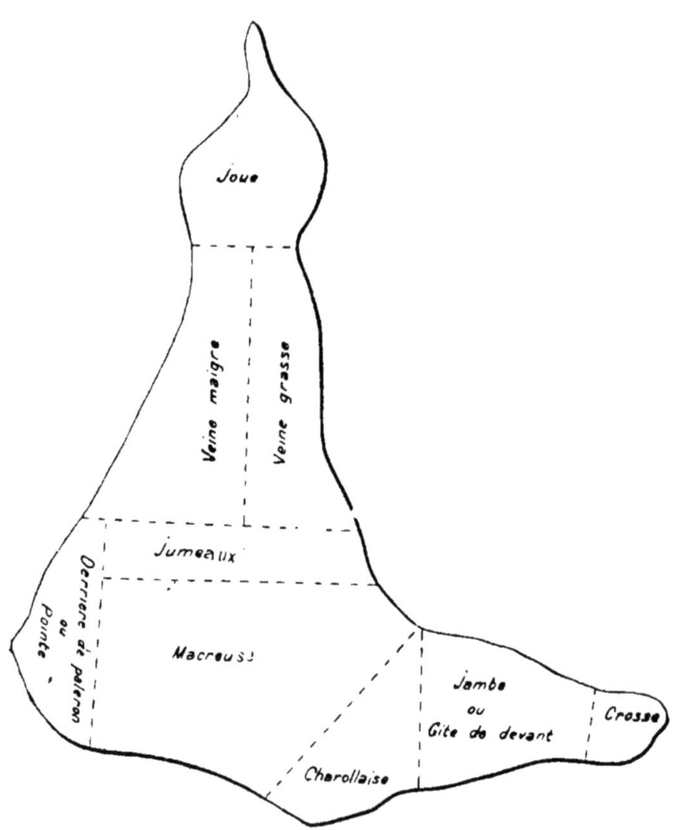

Schéma des coupes de boucherie.

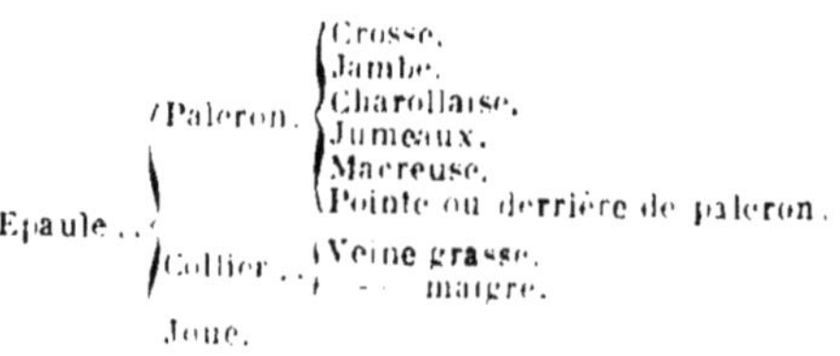

Epaule ...
Paleron. { Crosse,
Jambe,
Charollaise,
Jumeaux,
Macreuse,
Pointe ou derrière de paleron.
Collier ... { Veine grasse,
— — maigre.
Joue.

phragme, elle est désignée sous le nom de *côté de fausse queue*.

Chaque moitié est constituée par l'*épaule*, le *devant sans épaule* et le *quartier de derrière*.

L'*épaule* comprend trois parties : le *paleron*, le *collier* et la *joue*.

Le *paleron* est formé de tout le membre antérieur depuis le cartilage de prolongement du scapulum jusqu'au genou ; il se subdivise en diverses régions qui sont les suivantes en remontant de bas en haut :

1° La *crosse du gîte de devant*, fournie par les os du carpe et l'extrémité inférieure du radius et du cubitus. C'est une région peu charnue, formée presque exclusivement de tendons et d'os et qui n'est servie qu'à titre de réjouissance :

2° La *jambe*, formée de toute la partie comprise entre le quart inférieur du radius et l'articulation huméro-radiale, l'olécrane excepté. Elle affecte une forme tronconique et est constituée par le radius comme base osseuse, avec, comme chair, la partie terminale des portions charnues des extenseurs et des fléchisseurs du métacarpe et des phalanges :

3° La *charolaise*, située au-dessus de la précédente, a pour bases osseuses l'extrémité inférieure de l'humérus et toute la portion olécranienne du cubitus. Elle est constituée par la portion terminale des volumineux muscles extenseurs de l'avant-bras et par l'origine des extenseurs et des fléchisseurs du métacarpe et des phalanges. Sa forme est grossièrement celle d'un tronc de cône coupé obliquement :

4° Les *jumeaux* comprennent la région qui s'étend du tiers supérieur de l'humérus au tiers

inférieur du scapulum en avant de l'épine sus-
scapulaire. Elle a pour base osseuse un fragment
du bord antérieur du scapulum et l'extrémité supérieure de l'humérus, pour base musculaire, la
portion terminale du mastoïdo-huméral et le sous-
épineux ;

5° La *macreuse*, située en arrière de la région
précédente, est constituée par toute la portion du
membre comprise entre deux parallèles passant
l'une par le tiers supérieur du scapulum, l'autre
par le quart inférieur de l'humérus : elle a pour
base osseuse la portion des deux os précédents
et pour base musculaire les muscles de la région
brachiale auxquels s'ajoutent le sous-épineux et
le sous-scapulaire ;

6° La *pointe* ou *derrière de paleron*, comprend
toute la partie du membre antérieur située au-
dessus de la région précédente et constituée ana-
tomiquement par le tiers supérieur du scapulum,
son cartilage de prolongement et la plus grande
partie du rhomboïde.

Le *collier* est formé de toute la région ayant pour
base les vertèbres cervicales et les muscles de la
région. On y délimite : la *veine grasse*, située au-
dessous des apophyses transverses des vertèbres cervicales, et la *veine maigre*, qui forme toute la région
située au-dessus desdites apophyses.

La *joue* a pour base osseuse le maxillaire inférieur
et la région dentaire, elle comprend toute la portion
charnue du masséter.

Le *devant sans épaule* comprend :

La *hampe*, représentée par la portion charnue du
diaphragme, les piliers de ce dernier muscle constituant ce qu'on appelle l'*onglet* en terme de boucherie ;

Le *gros bout de poitrine*, ayant pour base osseuse l'extrémité du sternum jusqu'à la 3e côte et pour partie charnue la portion terminale des pectoraux ;

Le *milieu de poitrine*, situé en arrière de la région précédente et constitué par la partie postérieure du sternum de la 3e à la 7e côte ;

Les *tendrons*, formés par les cartilages de prolongement des fausses côtes et toute la portion de paroi abdominale partant des fausses côtes jusqu'à la ligne blanche ;

La *paillasse*, ou *fianchet*, fournie par le restant de la paroi abdominale ;

Le *plat de côtes*, constitué par le tiers moyen de la paroi thoracique et distingué en :

1° *Plat de côtes de la surlonge*, qui va de la 1re à la 3e côte et comprend la section du grand dentelé et de l'angulaire de l'omoplate ;

2° *Plat de côtes découvert*, qui comprend la portion moyenne du thorax située sous l'épaule et allant de la 4e à la 7e côte ;

3° *Plat de côtes couvert*, région située en arrière de la précédente, allant de la 8e à la 11e côte et comprenant la plus grande partie du grand dorsal.

La *surlonge* immédiatement placée au-dessus du plat de côtes de surlonge ; elle a pour base osseuse le corps des 3 premières vertèbres dorsales ;

Le *train de côtes* qui fait suite à la surlonge et qui correspond au plat de côtes couvert et au plat de côtes découvert, d'où les noms de :

Train de côtes découvert, de la 4e, à la 7e dorsale.
Train de côtes couvert, de la 8e à la 18e dorsale.

La portion charnue du train de côtes est constituée par la plus grande partie de l'ilio-spinal.

La *barette* est située en arrière du plat de côtes, et formée par les parois du flanc : on y trouve toujours un fragment de la dernière côte : sa portion charnue est constituée en grande partie par le petit oblique de l'abdomen.

Le *quartier de derrière* comprend :

L'*aloyau*, grosse région de forme pyramidale partant de la première vertèbre lombaire et s'étendant jusqu'à une ligne transversale passant par le milieu du sacrum et par la cavité cotyloïde de l'ilium. Toute cette région a pour base osseuse les vertèbres lombaires, la plus grande partie de l'ilium et la moitié du sacrum : elle se décompose en trois morceaux :

1° Le *filet* constitué par la masse des psoas : c'est une longue portion charnue, située sous les apophyses transverses des vertèbres lombaires et sous l'ilium. Le filet est subdivisé en : *tête*, formée par la terminaison des psoas : *corps* ou *milieu*, qui correspond à la région la plus épaisse; *queue*, fournie par la portion antérieure, mince et aplatie :

2° Le *faux-filet*, comprenant tous les muscles de la région lombaire :

3° Le *rumsteck*, situé en arrière du faux-filet est constitué par la masse charnue qui recouvre l'ilium et la portion antérieure du sacrum.

La *culotte*, constituée par la portion terminale de la croupe : elle a pour base osseuse la moitié postérieure du sacrum, et une partie de l'ischium : sa portion charnue est constituée en grande partie par les fessiers :

Le *globe*, comprenant toute la région musculaire de la cuisse et se subdivisant en :

1° *Tende de tranche*, formé par les muscles de la région crurale interne et une partie de la région crurale postérieure ; sa base osseuse est constituée par la cavité cotyloïde, une partie du col de l'ilium et le condyle interne du fémur ;

2° *Tranche grasse*, ayant pour base osseuse le fémur moins les deux condyles et la rotule, et pour portion charnue le triceps crural ;

3° *Gîte à la noix* ou *semelle* qui comprend toute la région crurale postérieure formée par le demi-membraneux et le demi-tendineux. La semelle présente toujours le condyle externe du fémur et l'angle externe de l'ischium.

La *jambe*, de forme tronconique, ayant pour base osseuse le tibia et le péroné et pour portion charnue tous les muscles de la région jambière. Cette région s'étend de la partie inférieure du fémur à l'articulation du tarse : elle se découpe en *rondelles* appelées *gîte de cuisse ;*

La *crosse* comprenant le quart inférieur du tibia et l'articulation du tarse.

VEAU. — La coupe du veau diffère peu de celle du bœuf. La coupe du membre postérieur, ou *cuisseau*, se fait par tranches parallèles à partir de la région lombaire, tranches désignées sous le nom général de *rouelles* et distinguées en :

Talon de rouelle : immédiatement au-dessus de la crosse ;

Milieu de rouelle : au-dessus du précédent.

L'*aloyau*, chez le veau, est simplement représenté par le morceau désigné sous le nom de *longe de veau* ou *rognon de veau*, parce que le rein ou rognon y reste généralement attenant.

Toute la région qui correspond à la surlonge et au train de côtes est appelé *carré de veau* et comprend le carré couvert et le carré découvert.

Le plat de côtes est appelé poitrine.

Le membre antérieur du veau se découpe comme celui du bœuf.

Mouton. — Le mouton est fendu en deux moitiés égales appelées : moitié de mouton.

Si on enlève à un mouton la poitrine, l'épaule et le cou on a ce que l'on désigne sous le nom de *pan de mouton*.

Le *creux de mouton* est une moitié de mouton séparée du gigot, qui est sectionné en arrière du sacrum. Le creux de mouton moins le collet, la poitrine et l'épaule, constitue le *carré de mouton*, qui comprend :

Le *filet*, les *côtelettes dans le filet* :

Le *carré de côtelettes*, divisé en carré couvert et en carré découvert.

Les côtelettes sont de plusieurs sortes :

Les *côtelettes bouchères*, dans lesquelles on trouve toujours un morceau du cartilage de prolongement du scapulum ;

Les *côtelettes premières*, les plus appréciées avec noix de viande ;

Les *côtelettes secondes*, plus grosses toutes couvertes de muscles ;

Les *côtelettes de filet*, voisines de la région lombaire, sans côte ou manche.

La *poitrine de mouton* comprend : la région sternale et l'extrémité inférieure de la poitrine.

Porc. — Le porc se débite d'une façon très simple. La graisse de couverture est d'abord enlevée. On sépare le *jambon* par deux lignes obliques convergeant en avant vers la symphyse pubienne et partant l'une du grasset, l'autre de l'anus.

L'épaule est séparée complètement et constitue le *jambonneau*.

L'extrémité de la colonne vertébrale correspondant à la région sacrée s'appelle *samorie*.

Le *filet* de porc comporte le dos et les lombes.

L'*échinée* de porc comprend une partie du dos et le commencement du cou.

La *poitrine* est formée par la partie antérieure de la poitrine, les fausses côtes et une partie des muscles du ventre.

Examen de la viande abattue.

L'examen de la viande abattue se fait immédiatement après l'abatage, alors que la viande est encore chaude ou bien quand elle s'est raffermie, qu'elle est rassise.

Dans l'un et l'autre cas, il doit être méthodique et porter sur les différents points suivants :

> 1° *L'aspect extérieur et la façon dont l'habillage a été fait.*

La viande saine est bien préparée ; son aspect est appétissant ; sa surface est propre, exempte de suffusions sanguines, d'ecchymoses et d'infiltrations ; les sections osseuses sont nettes, particulièrement la fente longitudinale de la colonne vertébrale.

> 2° *Les viscères.*

Le foie est d'une coloration rougeâtre ; sa surface est lisse ; sa coupe ne présente aucune lésion constituée, ni aucun dépôt hémorragique.

La rate est lisse sans bosselure ; son volume est normal.

Les reins se présentent avec leurs caractères normaux : la coupe n'offre aucune lésion, ni aucune zone congestive.

Les poumons sont d'une coloration rosée; leur surface est lisse : le tissu pulmonaire, plus léger que l'eau, est perméable à l'air. Le parenchyme pulmonaire n'est le siège d'aucune lésion constituée.

Le cœur a les dimensions normales : le myocarde n'est atteint d'aucune dégénérescence : l'endocarde est lisse et sans ecchymoses.

3° *Les séreuses.*

Elles sont minces, lisses, brillantes, légèrement humides, transparentes. Elles ne sont le siège d'aucune vascularisation anormale : elles ne présentent ni zones d'épaississement, ni adhérences ou traces d'adhérences.

4° *Les os.*

Les os de la colonne vertébrale ont une teinte rosée : les os longs sont blanc jaunâtre : la moelle qu'ils renferment est ferme et compacte, le doigt ne peut l'entamer. Les extrémités des os longs ou épiphyses sont soudées au corps chez les adultes.

Les surfaces articulaires sont d'un blanc opalescent ou d'une teinte plus nettement marquée, suivant l'âge des animaux.

5° *Les muscles et la graisse.*

Les muscles sont exsangues, d'une coloration rouge vif d'autant plus marquée que les animaux sont plus jeunes : ils sont fermes et exempts d'infiltration.

La graisse est ferme et onctueuse au toucher, blanche, rosée ou légèrement jaunâtre. Ces caractères sont faciles à apprécier sur la graisse du bassin, sur celle qui enveloppe les rognons et sur celle logée entre les interstices des vertèbres dorsales.

6° Les vaisseaux et le tissu conjonctif.

Les vaisseaux sont absolument vides de sang ; la pression ne fait sourdre ni sang incoagulé, ni caillot sanguin.

Le tissu conjonctif sous-cutané ou intermusculaire examiné surtout au niveau de l'aine et sous l'épaule est blanc nacré, sans suffusions sanguines, ni arborisations vasculaires et sans infiltration de sérosité.

7° Les ganglions lymphatiques.

D'une façon générale, ils ne sont pas hypertrophiés. Le suc qui s'échappe de leur coupe est lactescent ; la surface de section est lisse, régulière et douce au toucher, d'une teinte uniformément grise, sans piqueté hémorragique. L'importance de leur examen est très grande, car l'altération de tel ou tel groupe de ganglions correspond toujours à des lésions des régions dont ils collectent la lymphe.

Les principaux groupes ganglionnaires à examiner sont :

1° Les ganglions *prépectoraux*, situés à l'entrée de la poitrine en dedans des scalènes ;

2° le *pré-scapulaire*, le plus volumineux des ganglions mesurant 8 à 9 centimètres de longueur, situé sur le bord antérieur de l'épaule, un peu au-dessus de l'articulation scapulo-humérale, sous la portion terminale du mastoïdo-huméral.

Ce ganglion reste toujours adhérent à l'épaule après sa séparation du tronc ;

3° Le *sous-scapulaire*, petit ganglion du volume d'une noix, situé à la face profonde de l'épaule, noyé dans le tissu cellulo-graisseux qui entoure les vaisseaux axillaires ;

4° Les *ganglions sternaux*, qui forment une double chaîne dans l'angle des articulations chondro-costales ; ils reposent sur les intercostaux internes, sous le triangulaire du sternum. Ces ganglions sont très petits et difficiles à voir dans l'état de santé. Ils deviennent volumineux dans le cas d'altérations pleurales ;

5° La *chaîne des ganglions* situés de chaque côté de la tige rachidienne, faciles à examiner au niveau des espaces intercostaux sous la plèvre;

6° Les *ganglions inguinaux superficiels*, situés à un travers de main au-dessus de l'extrémité antérieure de la symphyse ischio-pubienne, dans l'amas graisseux que l'on trouve en avant de l'anneau crural;

7° Les *ganglions inguinaux profonds*, situés en dedans des vaisseaux cruraux, dans l'interstice des muscles adducteurs de la cuisse. Ce groupe se compose de quinze à vingt lobules répartis sur une longueur de 15 à 20 centimètres;

8° Les *ganglions sous-lombaires*, situés entre les branches terminales de l'aorte;

9° Le *ganglion précrural*, situé en avant de la cuisse, à deux doigts au-dessus du grasset ; il est placé en dedans du bord antérieur du fascialata. Il est formé de plusieurs lobules serrés les uns contre les autres ; sa position superficielle en rend l'examen facile ;

10° Le *ganglion poplité*, qui se trouve noyé dans l'amas de graisse logé dans l'angle formé par le demi-membraneux et les jumeaux;

11° Le *ganglion fessier*, logé en dedans de la petite

échancrure sciatique, dans le tissu conjonctif compris entre l'obturateur et l'ischio-anal;

12° Les *ganglions des viscères abdominaux*, qui comprennent les ganglions du rectum et du côlon flottant, ceux du côlon replié, et du cœcum; ils sont formés de petites masses situées à proximité des artères de ces différents organes; les ganglions de l'intestin grêle, gros et abondants, sont placés dans l'épaisseur du mésentère, au niveau de l'origine de la grande mésentérique;

13° Les *ganglions des viscères thoraciques*, dont les plus importants sont les *ganglions bronchiques*, situés dans l'angle de bifurcation de la trachée, au niveau de l'origine des bronches.

L'examen macroscopique des animaux abattus doit toujours être complété par l'appréciation de l'odeur de la viande. L'odeur dégagée est surtout perceptible au niveau du tissu conjonctif lâche qui unit l'épaule au tronc, après avoir détaché cette première, et sur la section musculaire pratiquée à quelques centimètres de la symphyse ischio-pubienne.

Qualités et catégories.

Toute viande a deux valeurs bien distinctes :

La *valeur absolue*, qui dépend de ses qualités nutritives et organoleptiques;

La *valeur relative* qui dépend de la situation qu'elle occupe dans l'animal.

La valeur absolue a donné naissance à la différenciation des qualités, la valeur relative à la division en catégories.

QUALITÉS.

Le commerce reconnaît trois qualités dont la différenciation est basée sur la race, le sexe, l'âge, la conformation et l'état d'engraissement. Il est bien évident que la démarcation entre les différentes qualités n'est pas nettement tranchée et qu'il existe une véritable gradation entre les viandes de 1ʳᵉ et de 2ᵉ qualité et entre celles de 2ᵉ et de 3ᵉ qualité.

Le *grain de viande*, c'est-à-dire l'aspect de la coupe, et *l'état de graisse* sont surtout considérés pour la détermination des qualités.

Plus le grain de viande est fin, serré, c'est-à-dire plus les faisceaux musculaires résultant de la section transversale du muscle sont nombreux, plus la viande est bonne.

L'état de graisse est aussi très important, car il est démontré que la graisse facilite l'assimilation des principes nutritifs renfermés dans la viande.

Lorsqu'il est très avancé, la graisse pénètre la viande, infiltre les lames conjonctives interposées entre les faisceaux musculaires et donne à la coupe un aspect particulier qui constitue, en boucherie, ce que l'on appelle le *persillé* et le *marbré*; en même temps la coupe donne au toucher une sensation douce, veloutée.

Ces particularités servent à indiquer les caractères que doivent présenter les différentes qualités.

1ʳᵉ QUALITÉ. — *Bovins*. La graisse extérieure, ou graisse de couverture, est ferme, blanche ou très légèrement teintée. Elle est uniformément répartie sur le dos, les reins, la croupe, où elle atteint une épaisseur de 1 à 2 centimètres.

La graisse intérieure est très abondante: elle forme des amas considérables autour des rognons et dans le bassin. Sur la fente, elle est également très abondante, au niveau des espaces interépineux.

Les points d'attache du diaphragme sont recouverts de petites masses de graisse dentelées, et la face interne des côtes, dans la région des articulations chondro-costales, d'amas graisseux en forme de petites grappes qui constituent le *grappé de poitrine.*

Le marbré et le persillé abondent; ils sont particulièrement appréciables sur la noix de côte, où ils forment de véritables arborisations.

Le grain est fin et très serré, doux au toucher; la coupe fraîche prend à l'air une coloration rouge vif et laisse écouler une petite quantité de jus vermeil; son odeur est fraîche.

Suivant la race et l'âge, les bovins de 1re qualité, fournissent de la viande de 1er, 2e et 3e choix.

Le veau de 1re qualité a la viande blanche: il est fourni exclusivement par le veau de lait.

Ovins. La graisse de couverture est très fine et abondante, surtout dans le voisinage des côtelettes: le persillé et le marbré n'existent pas chez le mouton. La viande est d'une coloration rouge vif, très ferme ; son grain est fin et très serré.

Les races, le sexe, l'âge ont une grande influence sur la qualité.

Porc. Le porc de 1re qualité a un lard abondant, fin et blanc; la viande est rose pâle, ferme, onctueuse au toucher.

2e QUALITÉ. — La graisse de couverture est un peu moins abondante, souvent légèrement jaunâtre: sa répartition à la surface du corps est moins régulière que dans la viande de 1re qualité et son épaisseur ne dépasse pas 1 centimètre.

La graisse intérieure est aussi moins abondante ;

elle est localisée au niveau des rognons, qui doivent toujours être complètement couverts. Le grappé fait souvent défaut.

L'infiltration graisseuse du muscle est moins grande : le marbré manque ou est peu prononcé.

Le grain de viande est moins fin, moins serré, un peu rugueux.

3ᵉ Qualité. — La graisse de couverture fait presque complètement défaut ; la graisse intérieure est peu abondante ; elle est surtout localisée au niveau des rognons, qui ne sont qu'incomplètement couverts. Cette graisse est ferme et jaunâtre. Le persillé et le marbré font défaut.

Le grain est grossier, les faisceaux musculaires sont peu serrés ; la viande est moins résistante au toucher, elle cède à la pression du doigt.

Le tissu conjonctif est abondant. Par la dessiccation la viande perd une grande partie de son poids, ce qui tient à la grande proportion d'eau qu'elle renferme.

Catégories.

La division de la viande en catégories est basée sur sa valeur relative, c'est-à-dire sur l'ensemble des qualités alibiles et gustatives des différents morceaux, suivant la place qu'ils occupent sur l'animal.

On distingue trois catégories dans lesquelles on range les morceaux suivants :

1ʳᵉ *Catégorie*. — L'aloyau, la culotte, le globe, le train de côtes.

Ces régions sont riches en viande ; elles sont généralement infiltrées de graisse ; les masses musculaires qui les composent sont volumineuses et renfer-

ment peu de parties tendineuses ; le suc musculaire,
ou jus, y est très abondant.

2e Catégorie. — Le paleron moins le gîte et la
jambe, le talon de collier, le plat de côtes.

Ces régions sont un peu moins charnues que celles
de 1re catégorie.

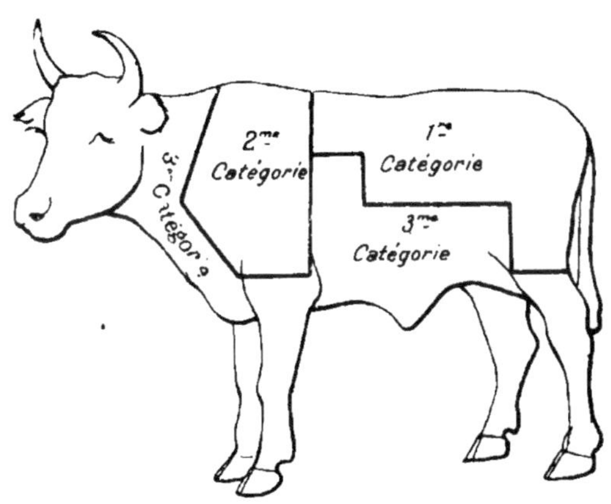

Schéma des catégories de la viande de bœuf.

1re Catégorie...... { Aloyau.
{ Cuisse.

2e Catégorie...... { Epaule.
{ Train de côte.

3e Catégorie...... { Surlonge.
{ Cou, collier.
{ Poitrine.
{ Paillasse et flanchet.
{ Gîte de devant et de derrière.

3e Catégorie. — La surlonge, qui est le meilleur
morceau de 3e catégorie, le collier, les gîtes, la paillasse, le flanchet, la bavette, les joues.

Ces différents morceaux donnent un rendement suffisant, à la condition qu'ils soient prélevés sur des
animaux de 1re et de 2e qualité.

CHAPITRE III

Etude des viandes insalubres.

De la décomposition putride.

Avant d'aborder l'étude des viandes impropres à la consommation, nous donnerons quelques indications sur les manifestations de la décomposition putride ; sur les différences observées dans l'apparition des phénomènes de cette décomposition suivant qu'il s'agit de viandes provenant d'animaux sains ou d'animaux malades.

De la décomposition putride observée sur les viandes saines.

Les phénomènes de la fermentation putride se manifestent, dans toutes les espèces par les modifications suivantes :

1° Par des nuances ternes, puis grisâtres et enfin verdâtres du tissu graisseux, des aponévroses et des séreuses ;

2° Par un ramollissement de la chair, qui devient humide ;

3° Par une odeur spéciale, repoussante, qui varie d'intensité suivant le degré de la putréfaction ;

4° Par la présence de gaz, parfois inflammables, qui distendent les mailles du tissu conjonctif lorsque la putréfaction est très avancée.

Cette décomposition de la matière animale est due à la présence de bactéries qui agissent d'autant plus rapidement que les conditions de température et d'humidité sont plus favorables à leur évolution.

Les premières manifestations de la fermentation cadavérique apparaissent toujours dans le *quartier de devant*, au niveau du morceau dit *plat de côtes découvert*. Il suffit, pour les apprécier, de détacher l'épaule et d'examiner à ce niveau l'aspect des tissus graisseux et aponévrotique.

Le quartier de derrière résiste toujours mieux à la décomposition putride dont les premières manifestations sont perceptibles au niveau de la *symphyse ischio-pubienne*.

Voici, à titre documentaire et d'après les statistiques relevées à l'abattoir de Marseille, la durée moyenne de conservation de la viande saine dans la région méditerranéenne :

Bovins.

Hiver...	Les quartiers de devant...	10 à 15 jours.
	—	derrière.	15 à 20 jours.
Eté.....	—	devant...	2 à 3 jours.
	—	derrière.	3 à 5 jours.

Veau et agneau.

Hiver.	5 à 8 jours.
Eté.	1 à 2 jours.

Mouton et brebis.

Hiver...	Les quartiers de devant...	10 à 15 jours.
	—	derrière.	15 à 20 jours.
Eté.....	—	devant...	2 à 3 jours.
	—	derrière.	3 à 5 jours.

Porc et truie.

Hiver...	Les quartiers de devant...	4 à 5 jours.
	derrière.	5 à 8 jours.
Eté.....	devant...	1 à 2 jours.
	derrière.	2 à 3 jours.

Chevaux, ânes et mulets.

Hiver...	Les quartiers de devant...	8 à 10 jours.
	derrière.	10 à 15 jours.
Eté.....	devant..,	1 à 2 jours.
	derrière.	2 à 3 jours.

Ces chiffres ne constituent que des moyennes prises dans les conditions normales de température et d'état hygrométrique ; ils sont susceptibles de varier sensiblement lorsque la température change brusquement et surtout lorsque l'atmosphère est saturée d'humidité.

De la décomposition putride de la viande provenant d'animaux malades.

Les phénomènes observés sont de même ordre que ceux de la fermentation cadavérique des viandes saines ; ils se différencient par les caractères suivants :

1° Marche beaucoup plus rapide de la fermentation putride ;

2° Les signes de la fermentation cadavérique se manifestent d'emblée sur toutes les parties du cadavre ;

3° Les conditions extérieures capables de retarder la décomposition cadavérique des viandes saines ne modifient pas la marche de cette décomposition sur les viandes provenant d'animaux malades.

4° Toutes les causes extérieures favorisant cette

décomposition, agissent sur les viandes malades avec une remarquable intensité.

Classification des viandes insalubres.

Bien que les différents motifs de saisie se chevauchent le plus souvent dans la plupart des observations de la pratique courante de l'inspection des viandes, nous avons cru devoir, pour la clarté de l'enseignement, diviser les saisies en deux chapitres, l'un ayant trait aux motifs entrainant une saisie totale, l'autre n'entraînant qu'une saisie partielle, ainsi que l'indique le tableau ci-après :

Pour les saisies totales :

Viandes fiévreuses,
    —   surmenées,
    —   maigres,
    —   cachectiques ou hydroémiques,
    —   trop jeunes,
    —   ictériques,
    —   cadavériques,
    —   virulentes et parasitaires,
    —   empoisonnées,
    —   à odeurs particulières ; d'aspect repoussant.

Pour les saisies partielles :

Viandes présentant certaines maladies.
                    tumeurs bénignes,
                    dégénérescences,
                    lésions inflammatoires,
                    certains traumatismes.

SAISIES TOTALES

Groupe des viandes fiévreuses.

On désigne sous le nom de viandes fiévreuses les viandes qui sont sous le coup d'une décomposition particulière, indépendante de la décomposition putride et résultant de l'action de certains microbes sur le tissu musculaire.

Ces microbes ont, dans certains cas, une origine exclusivement intestinale et leur action ne se manifeste que sur le *tissu musculaire*. On les observe chez des animaux sains, sacrifiés tardivement à la suite de troubles digestifs, de traumatismes ou d'états les plus divers (1).

La viande fiévreuse s'observe encore sur des animaux présentant à l'autopsie certaines maladies infectieuses ou des lésions inflammatoires aiguës de la cavité abdominale (charbon, septicémies diverses, métro-péritonite, abcès internes, etc.). Dans les autres formes de viande fiévreuse, les altérations non seulement s'observent dans le tissu musculaire, mais elles frappent encore le tissu conjonctif, les ganglions et la moelle. Les microbes qui déterminent ces altérations ont une origine à la fois intestinale et pathogène. Cet envahissement de l'organisme s'explique par une défense organique ralentie chez l'animal, dont l'action du système nerveux et les phénomènes de phagocytose ont en partie disparu.

Ces phénomènes de la décomposition fiévreuse sont

---

(1) Nous avons observé les lésions de la viande fiévreuse sur des taureaux de courses dont le boucher avait négligé d'enlever les viscères avant leur transport à l'abattoir.

indépendants de ceux de la décomposition putride, car ils apparaissent souvent immédiatement après l'habillage. D'autres fois ils sont plus tardifs et ne se manifestent que quelques heures après l'abatage ; *mais ils précèdent toujours* les phénomènes de la décomposition cadavérique. Il est bon, toutefois, de faire remarquer que la décomposition putride apparaît toujours plus hâtivement sur les viandes dites fiévreuses que sur les viandes saines.

Les manifestations objectives de la décomposition fiévreuse sont plus ou moins marquées suivant les espèces, suivant les états pathologiques qui les ont déterminées, suivant l'état d'engraissement et suivant les conditions d'entretien. Ainsi elles sont plus intenses et plus facilement appréciables chez les bovins que chez les équidés.

Dans une même espèce, elles sont d'autant plus marquées que l'état d'embonpoint est meilleur et que l'animal a été maintenu en état de stabulation permanente.

Les modifications observées augmentent d'intensité depuis leur apparition jusqu'au moment où elles sont masquées par la décomposition cadavérique.

Ces modifications sont *générales*, parce qu'elles s'observent quels que soient l'espèce, le sexe et la provenance du sujet, ou *secondaires*, parce qu'elles ne sont pas toujours constantes.

A) Modifications générales. — Elles consistent en des modifications : 1° de la couleur ; 2° de l'odeur ; 3° du jus ou suc musculaire.

L'odeur des viandes fiévreuses est aigrelette et rappelle l'haleine des fébricitants.

Cette odeur est plus ou moins forte suivant le degré de la fermentation fiévreuse ; quelquefois elle est assez accusée pour être perçue à distance ; d'autres fois elle est peu marquée et il est nécessaire, pour la reconnaître, de pratiquer une coupe dans une masse musculaire et de respirer immédiatement l'odeur qui s'en dégage. Les régions où elle est le plus facilement perceptible sont la région crurale interne et la région sous-scapulaire.

La *couleur* des viandes fiévreuses sur la coupe fraîche est d'un gris terne qui rappelle l'aspect de la viande bouillie. Sous l'influence de l'air, cette couleur se modifie pour prendre une teinte saumonnée.

Cette coloration particulière de la viande apparaît d'autant plus rapidement après l'abatage que la fermentation fiévreuse est plus accusée ; elle peut ne devenir appréciable que quelques heures après l'abatage : il semble qu'il y ait alors une véritable période d'incubation pendant laquelle cette modification passe inaperçue.

Bien que tous les muscles et tous les morceaux subissent cette modification de couleur, on la constate plus facilement sur le *tende de tranche* et sur l'*attache supérieure* du muscle grand dentelé.

Le *jus*, ou *suc musculaire*, est remplacé par de la sérosité rosée qui s'écoule plus ou moins abondamment de la coupe fraîche : cette sérosité dégage souvent l'odeur aigrelette de la viande. Elle est quelquefois tellement abondante qu'elle se coagule entre les masses musculaires, où elle prend la consistance et l'aspect de la gelée de coings.

B) MODIFICATIONS SECONDAIRES. — Ces modifications ne s'observent que chez les animaux présentant à l'autopsie certaines maladies infectieuses ou des lésions inflammatoires aiguës : elles achèvent de fixer la religion de l'inspecteur. Elles consistent en :

1° Une hypertrophie des ganglions lymphatiques, qui sont ramollis ; leur coupe donne écoulement à un liquide séreux ou hémorragique ;

2° Un engorgement du tissu conjonctif, particulièrement sous l'épaule, au niveau du grasset et sur les parois costales ;

3° Un aspect rougeâtre lie de vin de la graisse de couverture et de la graisse intérieure, dû à l'engorgement des capillaires ;

4° La coupe des os est brunâtre dans la partie spongieuse et devient rouge au contact de l'air.

CONDUITE A SUIVRE PAR L'INSPECTEUR

A) *Animaux abattus dans un abattoir.* — L'inspecteur qui assiste à l'abatage et qui trouve des lésions à l'examen de l'animal abattu a tout de suite l'intuition que les lésions observées peuvent être de nature à amener la fermentation fiévreuse de la viande. Il doit donc s'attacher à rechercher les caractères de cette fermentation ; pour cela il fait détacher l'épaule et voit s'il n'existe pas dans le tissu conjonctif des arborisations sanguines. Il cherche à se rendre compte de l'odeur dégagée par la viande en faisant une incision au niveau de l'insertion du grand dentelé. Il apprécie les variations de couleur présentées par la viande, en même temps qu'il constate l'écoulement plus ou moins abondant de sérosité sur la coupe musculaire.

Il se peut que ces modifications soient très marquées, et la saisie totale de l'animal s'impose ; il se peut aussi qu'à un premier examen les modifications d'odeur et de couleur présentées par la viande ne soient pas suffisantes, *malgré les doutes*, pour autoriser la saisie. Dans ce cas, l'inspecteur doit temporiser : il doit réserver sa décision, mettre la viande abattue en observation et procéder plusieurs heures après, ou le lendemain, à une deuxième visite.

Il résulte en effet, d'après ce que nous avons dit précédemment, que les signes de la fermentation fiévreuse n'apparaissent souvent que quelques heures après l'abatage et que, quelquefois, sous l'influence de certaines conditions atmosphériques, des viandes fraîchement abattues offrent des signes de fermentation fiévreuse, signes qui disparaissent par l'aération.

B) *Viandes d'origine foraine*. — L'inspecteur doit d'abord examiner l'ensemble de l'animal présenté, s'assurer qu'il n'existe dans l'aspect extérieur aucun indice pouvant faire supposer un sacrifice hâtif par des mains inexpérimentées, nécessité par un état pathologique aigu. Il doit s'enquérir de la provenance de l'animal et du moment où a eu lieu l'abatage. Il recherche ensuite les signes de la fermentation fiévreuse (odeur, couleur, sérosité). En raison des conditions de transport, des variations de température, des poussières, des manipulations subies par la viande, les manifestations de la décomposition cadavérique évoluent rapidement et viennent s'ajouter à celles de la décomposition fiévreuse.

D'une façon générale, l'inspecteur se trouvera en présence d'altérations de fermentation fiévreuse déjà très marquées, souvent accompagnées des modifications de la décomposition cadavérique. Il devra se montrer très sévère, et opérer la saisie totale, même s'il ne rencontre que des altérations fiévreuses légères.

Groupe des viandes surmenées.

Les lésions du surmenage ou « fièvre de fatigue » sont la conséquence d'un travail long et pénible ou d'une stabulation forcée et prolongée. Le temps nécessaire pour provoquer l'apparition des lésions de surmenage dans la viande d'un sujet est difficile à déterminer ; cependant la fatigue résultant d'un long parcours, surtout en été par la chaleur lourde, ou effectué à l'aide de moyens de transport défectueux, est une condition très favorable à l'apparition des lésions du surmenage.

Une longue marche imposée à des animaux d'un gros volume, ou à des animaux présentant des lésions des onglons ou des lésions traumatiques des membres, est souvent suffisante pour déterminer la fièvre de fatigue.

L'abattoir de Marseille reçoit, surtout en été, une forte proportion de bétail algérien. Il est très fréquent de constater, dans ces nombreux arrivages, des cas graves de surmenage lorsque la traversée a été pénible et mouvementée.

L'influence de la stabulation forcée est très nettement démontrée par ce qui se passe sur les marchés de la ville de Marseille. Ces marchés d'approvisionnement ont lieu deux fois par semaine, le mercredi et le samedi. Le marché du mercredi est surtout composé d'animaux arrivés le jour même ou la veille, après un parcours en wagon souvent de plusieurs jours : les cas de surmenage y sont fréquents. Celui du samedi, au contraire, qui ne comporte guère que des animaux de renvoi complètement reposés, ne fournit presque pas de cas de fièvre de fatigue.

Il ressort de ces observations qu'on a toujours intérêt à laisser reposer, quelques jours avant l'abatage, des animaux qui viennent d'effectuer un voyage pénible par terre ou par mer.

LÉSIONS DE LA VIANDE SURMENÉE. — Les modifications éprouvées par la viande d'animaux surmenés sont les suivantes :

1° La couleur du muscle est d'un brun noirâtre ;

2° Le tissu musculaire donne, au toucher, la sensation d'une masse élastique collante au doigt ou à la lame du couteau qui essaye de l'entamer ;

3° La coupe est sèche ; elle ne laisse écouler ni jus ni sérosité ;

4° L'odeur perçue au niveau d'une coupe fraîche est souvent éthérée ; elle ne tarde pas à devenir aigrelette, surtout si la température est humide et chaude.

5° Le tissu spongieux des os est foncé, la moelle osseuse hémorragique ; les ganglions sont injectés et la graisse présente souvent des arborisations sanguines ;

6° Les veines sont gorgées de sang noir et renferment de nombreux petits caillots.

CONDUITE A SUIVRE PAR L'INSPECTEUR

A. Animaux abattus dans un abattoir. — Si l'inspecteur assiste à l'abatage, il examine les caractères de la viande. S'il a des doutes, il incise différentes masses musculaires pour se rendre compte de l'odeur dégagée ; il recherche les arborisations sanguines en examinant le tissu conjonctif lâche situé sous l'épaule.

De deux choses l'une : ou bien les modifications de la viande sont nettement perceptibles, et la saisie s'impose ; ou bien les lésions ne sont pas suffisamment nettes au moment de l'abatage pour motiver une saisie immédiate. Dans ce cas, l'inspecteur doit réserver sa décision et mettre la viande en observation. A la deuxième visite, passée six à douze heures après : ou bien les lésions présentées par la viande sont devenues plus visibles, en même temps que les degrés de la fermentation cadavérique commencent à apparaître (dans ce cas, la saisie totale s'impose) ; ou bien des lésions se sont amendées, la viande a meilleur aspect et peut être livrée à la consommation. Il est d'observation courante que des viandes présentant des lésions de surmenage peu marquées, peuvent, *sous l'influence d'une bonne aération*, récupérer les caractères de la viande saine. L'inspecteur qui mettra un animal en observation pour surmenage devra donc toujours le faire fendre et mettre la viande dans les meilleures conditions d'aération.

B) *Viandes foraines.* — Bien que les renseignements sur l'origine des viandes foraines fassent toujours défaut, la tâche de l'inspecteur sera facilitée par ce fait que les viandes ne lui sont généralement présentées que six ou douze heures après l'abatage, alors que les lésions sont suffisamment accusées pour fixer sa décision.

La coloration noirâtre et la consistance gommeuse de la viande attireront l'attention de l'inspecteur et l'inviteront à rechercher les autres signes précédemment décrits.

La sévérité sera d'autant plus grande que la saison sera plus chaude et le temps plus humide. Si, par extraordinaire, la viande est présentée peu de temps après l'abatage et si des doutes existent, la consigne pendant quelques heures est rigoureusement indiquée.

Groupe des viandes maigres.

On entend par viandes **maigres**, les viandes ne réunissant plus les conditions nécessaires pour constituer un aliment. La maigreur est le résultat de la misère physiologique provenant soit de la vieillesse, soit d'une alimentation insuffisante. Elle se traduit alors par les caractères suivants:

1° De l'émaciation musculaire très accusée et particulièrement sensible au niveau des épaules, des cuisses et des lombes ;

2° De la décoloration des muscles, qui paraissent lavés, et par une teinte rosée du sang:

3° Par de l'hydroémie plus ou moins accusée, que l'on constate toujours dans la maigreur extrême;

4° Par l'absence à peu près totale de graisse, qui est remplacée par des amas jaunâtres de consistance gélatineuse;

5° Par une fluidité très grande de la moelle osseuse;

Il existe, entre l'extrême maigreur (ou étisie) que nous venons de décrire et la viande provenant d'animaux en bon état, des degrés intermédiaires qui peuvent être appréciés différemment suivant les usages locaux. Il convient cependant de n'opérer la saisie d'une viande, pour maigreur simple, que lorsque cette viande cesse d'être un aliment.

La maigreur d'un animal de boucherie peut être la conséquence d'états pathologiques graves (microbiens ou parasitaires); elle revêt alors un caractère plus grave et doit être jugée plus sévèrement, ces viandes maigres pouvant être nocives.

La ligne de conduite de l'inspecteur sera donc bien différente lorsqu'il aura à apprécier de la maigreur simple ou de la maigreur d'origine pathologique.

CONDUITE A SUIVRE PAR L'INSPECTEUR

A) *Viandes visitées dans un abattoir.* — L'inspecteur qui constate des lésions graves (métrite purulente, pyélo-néphrite, collections purulentes, etc.), doit opérer la saisie totale, même si l'état de maigreur n'est pas très accusé.

S'il ne constate que des lésions parasitaires assez étendues sur les viscères (échinococcose, strongylose, distomose, etc.), et que son attention soit attirée par l'émaciation musculaire et par l'absence à peu près complète de graisse, il doit rechercher les signes contingents tels que l'état hydroémique, les infiltrations séro-sanguines intermusculaires et surtout la fluidité de la moelle.

L'état hydroémique et les infiltrations séro-sanguines sont surtout faciles à observer dans le tissu conjonctif lâche qui avoisine les troncs axillaires. Il suffit pour cela de détacher une épaule.

La fluidité de la moelle se remarque en pratiquant une coupe au niveau de la partie moyenne du radius. De deux choses l'une : ou bien les signes fournis par la viande sont suffisamment accusés pour motiver une saisie immédiate; ou bien ils sont insuffisants et laissent l'inspecteur dans l'incertitude. Dans le cas de doute, la consigne pendant quelques heures est de rigueur; à la deuxième visite, si la viande est restée sans consistance, si elle « n'a pas caillé », comme disent les bouchers, si la moelle est restée fluide, la saisie s'impose.

B) *Viandes d'origine foraine.* — La sévérité la plus grande doit présider à l'inspection des viandes d'origine foraine, car la constatation des lésions graves est toujours impossible. L'émaciation musculaire, la décoloration de la chair, l'absence de graisse et surtout la fluidité de la moelle osseuse fournissent les plus précieuses indications et suffiront pour motiver la saisie totale.

Groupe des viandes hydroémiques et cachectiques.

Sous le nom de viandes hydroémiques, on désigne des viandes qui présentent une infiltration anormale du tissu conjonctif par de la sérosité claire ou légèrement jaunâtre et qui donnent au toucher une sensation particulière de froid et d'humidité. Cette infiltration est souvent à peine marquée : quelquefois, au contraire, elle constitue une véritable hydropisie du tissu conjonctif; suivant l'expression des bouchers, le *cadavre pisse l'eau*. Nous avons observé des cas où l'infiltration du tissu conjonctif était si abondante au niveau du mésentère, que l'intestin semblait nager dans une masse gélatineuse.

Le plus souvent, l'hydroémie s'accompagne de maigreur assez accusée; cependant on peut la rencontrer sur des animaux qui présentent un certain état de graisse. C'est à cause de cela que nous avons cru devoir faire un groupe à part des viandes présentant ces caractères.

Les lésions de l'hydroémie sont *essentielles*, c'est-à-dire qu'elles existent dans tous les cas, ou *secondaires*, parce qu'elles ne sont pas toujours constantes.

Les *lésions essentielles* consistent en :

1° Une infiltration du tissu conjonctif donnant au toucher une sensation de froid et d'humidité ;

2° L'absence de rigidité cadavérique et la flaccidité des muscles;

3° Une coloration lavée de tous les tissus;
4° La décoloration du sang.

Les lésions secondaires sont :

1° La disparition plus ou moins complète du tissu graisseux;
2° L'émaciation musculaire;
3° Des infiltrations séro-sanguines intermusculaires ;

En un mot, le cortège assez discret des lésions de la maigreur. Il est bon de rappeler, en effet, que les lésions de la maigreur se superposent généralement et qu'il y a, suivant les viandes examinées, prédominance des unes ou des autres.

CONDUITE A SUIVRE DANS L'EXAMEN DE LA VIANDE HYDROÉMIQUE

A) *Viandes abattues dans un abattoir.* — En principe, la saisie d'une viande hydroémique n'offre de difficultés qu'au moment de l'abatage, parce que les lésions sont peu marquées; elle est beaucoup plus facile après quelques heures.

Si la visite a lieu immédiatement après l'abatage, l'inspecteur qui observe des altérations organiques capables de déterminer une hydroémie passive (lésions du cœur, des poumons, du foie) doit rechercher dans la viande les signes de l'hydroémie. L'infiltration conjonctive et la sensation de froid humide sont surtout nettes dans le tissu conjonctif lâche situé sous l'épaule et à la surface des grandes séreuses. Le tissu graisseux donne aussi la sensation de mouillé, la graisse n'adhère pas aux doigts; plongés dans son épaisseur, ils en sortent humides.

La coloration lavée des muscles est surtout perceptible dans les masses musculaires de la face interne des **cuisses**. Les investigations devront donc porter dans ces différentes régions.

Il arrive que l'infiltration conjonctive est telle que la sérosité s'écoule d'elle-même de la coupe. Le doute dans ce cas n'est pas permis, la saisie totale s'impose ; mais il se peut aussi que les signes soient beaucoup moins marqués. Si la maigreur est très accusée, la saisie est de règle ; mais, si l'état de graisse est suffisamment développé, l'inspecteur peut hésiter.

Il doit alors mettre à profit la connaissance que la viande hydroémique reste molle et flasque, que la rigidité cadavérique ne s'observe pas sur elle ; consigner la viande et procéder à un nouvel examen après quelques heures. Sa tâche sera facilitée par ce fait que l'infiltration hydroémique s'accuse mieux dans les heures qui suivent l'abatage.

B) *Viandes foraines*. — L'examen des viandes foraines est toujours plus facile, car il a lieu un temps plus ou moins long après l'abatage. L'infiltration conjonctive, la coloration lavée des muscles, la sensation de froid humide que donne la viande au toucher suffiront à motiver la saisie.

REMARQUE. — L'hydroémie de la viande de mouton est plus communément appelée *cachexie* ; elle se rattache le plus souvent à des lésions parasitaires du foie et du poumon. L'infiltration conjonctive est très abondante et la maigreur accusée ; la graisse des reins est complètement fluide. La saisie totale est la règle.

Groupe des viandes trop jeunes.

Les viandes trop jeunes ne réunissent pas les conditions demandées pour constituer un aliment suffisamment nutritif ; à ce titre, elles doivent être saisies.

Il ne faut pas se baser, pour la saisie des viandes trop jeunes, sur l'âge et sur le poids des animaux, qui peuvent induire en erreur, mais bien sur la persistance des *signes de la vie fœtale.*

Ces caractères sont les suivants :

1° Les tissus sont mous, gluants, gélatineux; ils collent au doigt;

2° La graisse est rare, déposée en îlots, grisâtre, sans onctuosité; elle prend souvent une teinte bistrée;

3° Les articulations sont volumineuses, de teinte rosée; les épiphyses ne sont pas soudées;

4° Le tissu cartilagineux est en formation; il est mou et d'aspect foncé;

5° La moelle des os est boueuse et d'un rouge intense; la symphyse ischio-pubienne est cartilagineuse;

6° Les reins sont d'une couleur foncée, brun noirâtre;

7° Le tissu conjonctif sous-cutané est un peu mouillé ; le muscle est roussâtre, mou et très friable.

Il reste entendu que la viande trop jeune, bien qu'impropre à la consommation, n'est pas une viande malade; elle est exclue parce qu'elle n'offre pas les qualités indispensables pour constituer un bon aliment ; elle a été accusée pourtant d'occasionner des accidents diarrhéiques.

CONDUITE A SUIVRE PAR L'INSPECTEUR

Les viandes trop jeunes sont généralement abattues clandestinement. Les laitiers, n'ayant pas intérêt à nourrir les veaux, les livrent au commerce peu de temps après la naissance. Qu'il s'agisse de viandes abattues dans un abattoir ou de viandes d'origine foraine, l'inspecteur devra saisir à sa première visite toutes les viandes qui offrent les caractères de la vie fœtale ci-dessus décrite.

Groupe des viandes ictériques.

Ce groupe comprend les viandes qui présentent une infiltration par des pigments biliaires. La présence de ces pigments dans la viande peut être le résultat d'un arrêt brusque de la sécrétion biliaire, ou bien elle est la conséquence d'une infiltration lente dans tous les tissus de l'organisme. Il en résulte deux formes de lésions ictériques distinctes :

1° Les lésions ictériques à forme aiguë ;
2° Les lésions ictériques à forme chronique.

a) LÉSIONS ICTÉRIQUES A FORME AIGUË. — Elles sont toujours le résultat d'un arrêt plus ou moins brusque de la sécrétion biliaire qui est dû le plus souvent à un état pathologique aigu (pneumonie, pleurésie, entérite, fièvre typhoïde, congestion du foie, etc.), et beaucoup plus rarement à une obstruction mécanique des canaux biliaires (parasites, calculs). Cette résorption brusque de la bile et des produits de déchet de l'organisme qu'elle renferme détermine une véritable intoxication qui se manifeste par les lésions graves et multiples suivantes :

1° Teinte franchement safranée des séreuses;
2° Le sang est boueux, foncé en couleur et d'un brun jaunâtre;
3° La viande est saigneuse, d'une teinte brun-jaunâtre ;
4° Le foie est congestionné, d'une coloration lavée, feuille morte; son tissu est mou et friable;

5° On trouve à l'autopsie les lésions d'un état pathologique grave (pneumonie infectieuse, pleurésie, péritonite, etc.).

b) Lésions ictériques a forme chronique. — Elles sont le résultat d'une infiltration lente de la bile dans l'organisme. Il s'en suit que cette infiltration n'a pas, au début, de retentissement marqué sur l'état général et sur l'état de graisse; ce n'est que beaucoup plus tard que surviennent le dépérissement et l'amaigrissement des animaux.

Ces lésions sont constituées par :

1° Une coloration jaune clair, de tous les tissus blancs et de la substance spongieuse des os;

2° Des dégénérescences plus ou moins étendues du tissu hépatique, qui prend une teinte lavée;

3° Des signes de maigreur d'autant plus accusés que l'abatage a eu lieu plus longtemps après le début de la maladie.

CONDUITE A SUIVRE POUR LA SAISIE

A) *Viandes abattues dans un abattoir.* — S'il s'agit de lésions d'ictère à forme aiguë, un simple examen suffit pour décider la saisie. La teinte safranée de tous les tissus, l'aspect et la coloration du sang, attirent tout de suite l'attention de l'inspecteur.

Il est bon de faire remarquer que les lésions d'ictère aigu s'observent surtout sur les chevaux, qu'elles sont rares chez les bovins et ne se rencontrent guère que chez les vaches qui ont eu des accidents infectieux de la parturition.

S'il s'agit de lésions d'ictère à forme chronique l'examen doit être plus long et plus minutieux. Il arrive souvent, en effet, que, sous certaines influences, le tissu graisseux prend une coloration jaunâtre qui pourrait faire croire à l'ictère chronique.

Avant de procéder à la saisie, l'inspecteur devra toujours s'assurer que tous les tissus blancs et la substance spongieuse des os présentent la teinte jaune clair il devra rechercher des lésions du foie.

B) *Viandes d'origine foraine.* — Les viandes présentant des lésions d'ictère aigu proviennent toujours d'abatages clandestins. L'inspecteur, ne pouvant procéder à l'examen des viscères, portera toute son attention sur les caractères de la viande et du sang renfermé dans les vaisseaux au point de vue de leur aspect et de leur couleur: il inspectera soigneusement les séreuses péritonéale et pleurale et ne devra pas hésiter à prononcer la saisie totale même en présence de signes vagues.

Les viandes ictériques étant éminemment putrescibles, il constatera souvent les premiers signes de la fermentation cadavérique.

La coloration jaunâtre des tissus blancs, particulièrement des os et des aponévroses, et la teinte ictérique de la viande attireront l'attention de l'inspecteur, qui pourra toujours prendre une décision au premier examen. La consigne de la viande suspecte ne fournirait aucune indication complémentaire.

Groupe des viandes cadavériques.

Sous le nom de viandes cadavériques, nous désignons celles qui proviennent d'animaux qui ont été saignés après la mort.

La saisie des viandes cadavériques est quelquefois délicate à pratiquer, car les signes observés par l'inspecteur sont souvent peu accusés, surtout lorsque l'animal a été saigné peu de temps après la mort et que l'autopsie ne révèle pas de lésions suffisantes pour la faire soupçonner.

Nous écartons de ce groupe les viandes d'animaux victimes d'un traumatisme mortel et immédiatement saignés et celles provenant d'animaux saignés dans les conditions d'une mort apparente ou réelle (épilepsie traumatique, congestion cérébrale du veau et du porc), pour ne conserver que les viandes d'animaux saignés après la cessation complète de toutes les fonctions vitales, c'est-à-dire lorsque l'animal est crevé. Dans ce cas l'autopsie révélera généralement des lésions suffisamment graves pour expliquer le mécanisme de la mort, à la condition que l'inspecteur puisse la pratiquer immédiatement, ce qui est rare.

Le plus généralement, les viandes cadavériques proviennent d'un abatage clandestin effectué loin d'un abattoir inspecté; les viscères ne sont pas présentés et l'inspecteur doit s'en rapporter aux seules lésions observées dans les différents tissus.

Ces lésions sont les suivantes :

1° Un animal mort dans son sang présente, à un degré plus ou moins accusé, des *phénomènes d'hypostase* que l'on retrouve sur tous les viscères et sur des coupes pratiquées dans différentes régions du corps ;

2° L'absence de rigidité musculaire dans les heures qui suivent l'abatage: la viande reste flaccide ;

3° Les séreuses pleurale et péritonéale donnent, au toucher, une sensation de froid un peu analogue à celle éprouvée dans l'hydroémie, moins la sensation d'humidité ;

4° Des lésions concomitantes dénonçant un état

pathologique grave suffisant pour expliquer la mort.

La tâche de l'inspecteur est facilitée par ce fait que la fermentation cadavérique ne tarde jamais à apparaître chez un animal crevé.

CONDUITE A SUIVRE PAR L'INSPECTEUR

A) *Viandes abattues dans des établissements soumis à l'inspection.* — La constatation de viandes cadavériques dans les abattoirs est très rare, parce que tous les animaux entrant dans ces établissements sont soumis à une surveillance active et sévère; elle n'a lieu généralement que dans les tueries particulières, où la surveillance est exercée d'une façon moins constante.

Dans ce dernier cas, l'existence de lésions pathologiques graves, accompagnées de phénomènes d'hypostase sur les viscères et des manifestations décrites précédemment, entraînera toujours la saisie.

B) *Viandes d'origine foraine.* — L'examen est difficile et délicat. Le signe qui frappe d'abord l'inspecteur, c'est la façon défectueuse dont l'habillage a été fait. Le plus souvent cette opération est pratiquée par des mains inhabiles, ou bien elle est faite dans de mauvaises conditions: la surface de la viande est tachée de plaques de sang; la fente est irrégulière; l'incision des vertèbres est faite sans netteté; des signes d'hypostase se rencontrent dans les viscères, dans le tissu conjonctif et dans les différents tissus; les capillaires, gorgés de sang, forment des arborisations en *toile d'araignée* très nettement marquées au niveau de l'aine.

L'absence de rigidité cadavérique et la sensation particulière offerte par les séreuses dissipent tous les doutes. En cas d'hésitation, la consigne pendant quelques heures favorise l'apparition de la fermentation cadavérique, qui rend la saisie nécessaire.

Groupe des viandes virulentes et parasitaires.

Ce groupe comprend les viandes présentant des lésions spécifiques propres à certaines maladies. Nous n'en ferons qu'une description sommaire, en n'envisageant que le côté pratique pouvant rendre service à l'inspecteur de boucherie, et nous n'étudierons que les maladies dont les lésions spécifiques entraînent une saisie totale, exception faite pour la tuberculose et pour la cysticercose, qui ne nécessitent souvent que des saisies partielles.

Notre étude portera sur les maladies suivantes :

1° *Pour les maladies virulentes :* tuberculose, morve, rouget, charbon bactéridien (fièvre charbonneuse), charbon bactérien (charbon symptomatique), septicémie gangreneuse, tétanos, maladies des veaux, infection purulente, infection putride, infection cancéreuse, rage.

2° *Pour les maladies parasitaires :* ladrerie, trichinose.

Tuberculose.

La tuberculose comporte la saisie totale ou partielle de toutes les viandes provenant d'animaux présentant des lésions déterminées par le bacille de Koch.

Elle frappe tous les animaux de boucherie, mais à des degrés différents.

Les bovidés sont les plus fréquemment frappés: les porcs viennent ensuite: le mouton, la chèvre et le cheval sont rarement affectés.

Lésions. — La lésion fondamentale, c'est le *tubercule* qui se présente avec des aspects différents suivant son âge.

Dans le *poumon*, le tubercule isolé a l'aspect d'une petite masse arrondie, formée par une coque fibreuse, épaisse, résistante, qui renferme un contenu jaunâtre, caséeux, souvent mélangé de grains calcaires. Le plus souvent, on trouve des agglomérats de tubercules qui constituent de véritables *nodules tuberculeux* de dimensions variables agglomérés en foyers très étendus. Ces grosses lésions forment des bosselures dans l'épaisseur du parenchyme. A ce stade, elles sont constituées par une enveloppe fibreuse renfermant soit une matière épaisse, jaune, granuleuse, ressemblant à du mortier, soit du pus jaunâtre, verdâtre, visqueux, constituant alors des abcès tuberculeux. Ces abcès se vident souvent dans une bronche et se transforment alors en cavernes à parois bourgeonnantes : le pus qui reste dans ces cavernes dégage une odeur fétide, à cause des fermentations dues à l'accès de l'air extérieur.

Les foyers de tuberculose du poumon sont quelquefois tellement nombreux qu'ils dessinent à la surface de l'organe une quantité innombrable de bosselures (pommelière) ; le poumon ne s'affaisse plus au contact de l'air, il atteint des dimensions énormes et peut peser jusqu'à 20 ou 30 kilogrammes.

La tuberculose des poumons s'accompagne souvent de lésions du côté de la plèvre, soit sur le feuillet pariétal, soit sur le feuillet viscéral. Ces lésions sont constituées par des conglomérats de tubercules d'abord étalés en masses plus ou moins irrégulières légèrement en saillie à la surface de la séreuse : peu à peu, sous l'influence des frottements, ces masses se

pédiculisent et forment des grappes, des polypes,
des lésions ayant l'aspect de choux-fleurs.

Dans le *foie* on trouve le plus généralement des
tubercules miliaires gris blanc atteignant les dimensions d'une lentille ou celles d'un petit pois. La con-
fluence de ces lésions peut amener la formation de
poches volumineuses qui modifient tout à fait, par
leur volume, l'aspect de l'organe ; elles renferment
soit du pus visqueux, soit une matière jaunâtre caséeuse souvent parsemés de grains calcaires.

Les *ganglions lymphatiques* qui collectent la lymphe des parenchymes tuberculeux sont aussi envahis
par des lésions spécifiques. Ils sont hypertrophiés,
bosselés, indurés. La coupe montre qu'ils sont farcis
de tubercules miliaires caséeux ou même calcaires.
Avec des lésions très étendues, ils peuvent être rem-
placés par des poches à parois fibreuses renfermant
du pus granuleux ou une matière jaunâtre, caséeuse,
quelquefois crétacée (1).

S'il s'agit de tuberculose exclusivement ganglionnaire, l'aspect des ganglions peut se trouver mo-
difié; ils sont alors simplement hypertrophiés et bosselés.

Les lésions du *péritoine* sont assez fréquentes et
offrent le même aspect que celles de la plèvre.

L'intestin et la *rate* sont plus rarement atteints.

Dans l'intestin, la tuberculose se rencontre surtout
dans les dernières portions de l'intestin grêle et dans
le cæcum ; elle se manifeste par la présence de tubercules isolés ou conglomérés ou par des plaques au
niveau des organes lymphoïdes.

---

(1) Nous avons observé sur une vache tuberculeuse un envahissement des ganglions bronchiques et leur remp'acement par
une tumeur pesant 9 kg. 300.

 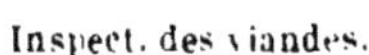

Dans la *rate*, la tuberculose miliaire indiquant une généralisation par la voie sanguine est la plus fréquente.

Le *tissu conjonctif sous-cutané* et le *tissu musculaire* sont exceptionnellement envahis par des nodules tuberculeux du volume d'un petit pois ou d'une noix.

CONDUITE A SUIVRE PAR L'INSPECTEUR
(Applicable à la tuberculose des bovidés).

Cette conduite dictée par l'arrêté du 11 février 1909 prescrit les mesures suivantes :

Art. 1er. — Les viandes provenant d'animaux atteints de tuberculose sont saisies et exclues en totalité ou en partie de la consommation, suivant la nature et l'étendue des lésions constatées, ainsi qu'il est ci-dessous déterminé 1).

Elles sont saisies et exclues en totalité de la consommation quand elles présentent :

1° Des lésions musculaires ou des altérations des ganglions

---

(1) En ce qui concerne l'article premier du nouvel arrêté, j'attire tout spécialement votre attention sur la suppression de la maigreur comme élément d'appréciation de l'opportunité d'une saisie totale. L'insalubrité d'une viande tuberculeuse est fonction, non de son état de graisse, mais de l'étendue, de l'âge et du mode d'extension des lésions tuberculeuses qu'elle présente. L'origine, spécifique ou non, de la maigreur d'un sujet porteur de lésions tuberculeuses limitées reste difficile à établir, tandis qu'il est incontesté que les viandes vraiment maigres doivent être retirées de la consommation, qu'elles proviennent ou non d'animaux tuberculeux.

Les lésions de tuberculose musculaire et des ganglions intermusculaires ne sont plus retenues, comme motifs d'une saisie totale, qu'autant qu'elles ne sont pas étroitement limitées à une seule région anatomique.

Des précisions sont apportées concernant la saisie totale dans le cas où des lésions miliaires sont constatées sur deux parenchymes au moins, sur deux séreuses à la fois, ou bien encore sur un parenchyme et une séreuse, toutes formes d'association qui témoignent d'une extension alarmante de l'infection. De même font l'objet d'une saisie totale les viandes d'animaux porteurs de lésions caséeuses ou en voie de ramollissement qui, dans les con-

lymphatiques intermusculaires, non limitées à une seule région :

2° Des lésions miliaires coexistant sur deux parenchymes au moins ;

3° Des lésions miliaires coexistant sur un parenchyme et sur l'une des séreuses splanchniques ;

4° Des lésions miliaires étendues à deux séreuses splanchniques ;

5° Des lésions caséeuses ou en voie de ramollissement portant à la fois sur des viscères des deux grandes cavités splanchniques avec altération de leurs séreuses ou d'un ganglion d'une autre région.

Elles ne sont saisies et exclues qu'en partie de la consommation, dans tous les autres cas, notamment quand il existe :

1° Des lésions caséeuses d'un viscère d'une seule des deux grandes cavités splanchniques avec altération de la séreuse pariétale correspondante ;

2° Des lésions calcifiées ou fibreuses des viscères d'une seule ou des deux grandes cavités splanchniques avec altération des parois de celles-ci.

---

ditions prévues, ne sont pas moins suspectes que celles des sujets porteurs de lésions miliaires.

En ce qui concerne la saisie partielle, les principes de l'ancienne réglementation sont respectés, mais les dénominations imprécises scientifiquement de « lésions importantes » ou « peu importantes », qui figuraient dans l'ancien texte, font place dans la rédaction nouvelle aux expressions classiques de « lésions caséeuses, calcifiées, fibreuses », qui ne prêtent à aucune erreur d'interprétation.

Ont été également mieux précisés les organes et régions sur lesquels doivent porter les saisies partielles. Cette modification des formules anciennes est légitimée par les divergences constatées dans l'interprétation du texte abrogé. Dorénavant, la saisie des organes et régions incriminés sera totale, sans qu'en *aucun cas*, sauf celui prévu à l'article 2, le moindre épluchage puisse être toléré.

L'article 2, renouvelé de l'ancien texte, avec des précisions nouvelles, mérite une mention toute particulière. Jusqu'ici, les intéressés n'ont que très exceptionnellement profité des avantages offerts par cet article, nos abattoirs étant généralement dépourvus des appareils, peu coûteux cependant, nécessaires à la stérilisation des viandes.

Je vous invite à signaler aux municipalités de votre département la nécessité de pourvoir les abattoirs communaux de l'outillage nécessaire et à porter à la connaissance des intéressés la mesure dont ils peuvent réclamer le bénéfice.

(Circulaire du 11 février 1909.)

La saisie porte alors soit sur la totalité de la paroi costale lésée, soit sur la totalité de la paroi abdominale, soit sur l'ensemble des masses musculaires qui enveloppent la cavité pelvienne, soit enfin sur toute autre région présentant des lésions tuberculeuses.

Tout organe ou région siège d'une lésion tuberculeuse quelconque, même nettement délimitée, est saisi et détruit en totalité; la tuberculose d'un ganglion entraîne la saisie et la destruction de l'organe ou de la région correspondant.

Art. 2. — Les viandes saisies qui seront reconnues suffisamment alibiles, après fragmentation des régions, élimination de toutes parties suspectes et des os, ganglions, séreuses et gros vaisseaux, pourront être remises au propriétaire, mais sous la réserve expresse qu'elles auront subi une stérilisation prolongée pendant une heure au moins, soit dans l'eau bouillante, soit dans la vapeur sous pression.

L'ensemble des opérations ci-dessus énoncées ne pourra s'effectuer qu'à l'abattoir, sous le contrôle du vétérinaire-inspecteur.

L'inspecteur doit toujours agir avec grande pondération; il doit, avant de prononcer la saisie :

Tenir compte de l'âge des lésions tuberculeuses, c'est-à-dire se rendre compte si les lésions présentent des caractères d'inflammation aiguë indiquant que l'animal est sous le coup d'une poussée récente de tuberculose, ou bien si les lésions sont anciennes et déjà frappées de dégénérescence (purulente, caséeuse, crétacée).

La virulence est, en effet, intimement liée à l'âge des lésions tuberculeuses, et la conduite à tenir par l'inspecteur à la virulence des lésions observées.

L'état d'engraissement et l'âge des animaux sont susceptibles d'influencer la décision à prendre : un bon état d'engraissement atténue la sévérité, tandis que la vieillesse et le jeune âge l'aggravent toujours.

Certaines lésions parasitaires observées dans le poumon et dans le foie peuvent être confondues avec des lésions de tuberculose.

L'examen des ganglions lymphatiques de ces organes permettra la différenciation. Ces ganglions seront toujours envahis dans le cas d'infection tuberculeuse, alors qu'ils resteront sains dans les autres cas (lésions d'origine parasitaire, etc.).

Nota. — En l'absence d'une réglementation concernant la tuberculose porcine, l'inspecteur devra montrer plus de rigueur, parce que la viande de ces animaux est souvent mangée crue (saucisson, salaisons, etc.).

Rouget.

Le rouget du porc est une maladie contagieuse, virulente, inoculable due à la pullulation, dans le sang et les tissus, d'un bacille spécifique.

Le rouget frappe particulièrement les animaux adultes et âgés.

Lésions. — Les lésions sont caractérisées par des plaques rouges disséminées sur le corps, particulièrement aux oreilles, autour des yeux, sous le ventre, à la face interne des cuisses et aux flancs; elles se montrent avec beaucoup d'intensité lorsque l'animal a été échaudé.

Le lard est ramolli, surtout au niveau des plaques: les ganglions lymphatiques sont hypertrophiés et infiltrés, de couleur foncée ou noirâtre; la rate est volumineuse et bosselée.

CONDUITE A SUIVRE PAR L'INSPECTEUR

L'article 42 du Code rural prohibe la consommation des viandes de porcs atteintes de rouget. L'inspecteur devra saisir totalement dans tous les cas de rouget, quelle que soit l'étendue des lésions constatées à l'autopsie. Lorsqu'un animal est sacrifié au début de la maladie, le diagnostic est quelquefois difficile; dans ces cas douteux, l'inspecteur devra procéder à l'examen microscopique des pulpes rénale, ganglionnaire, pour assurer son diagnostic : le bacille du rouget se présente sous la forme d'un fin bâtonnet, prenant bien la coloration de Gram.

Morve.

La morve est une maladie contagieuse frappant dans les conditions naturelles le cheval, l'âne et le mulet.

Elle se présente sous deux formes cliniques : la morve cutanée, ou farcin, et la morve proprement dite dont les altérations siègent sur les muqueuses, souvent ces deux formes existent sur le même animal.

Chez le cheval, la morve affecte généralement la forme chronique ; chez l'âne, presque toujours la forme aiguë ; chez le mulet, elle se présente tantôt sous la forme aiguë, tantôt sous la forme chronique.

CONDUITE A SUIVRE DANS L'EXAMEN DES VIANDES AU POINT DE VUE DE LA MORVE

Le premier soin de l'inspecteur est d'examiner sur pied tous les animaux présentés pour la boucherie. Cette visite lui permettra souvent de trouver des cas cliniques de morve, ou tout au moins éveillera son attention sur certains symptômes suspects qu'il pourra contrôler à l'autopsie.

L'examen sur pied portera :

1 Sur les caractères de la « glande » de l'auge ;

2° Sur la présence de chancres sur la muqueuse nasale ;

3° Sur la nature du jetage ;

4° Sur la présence de boutons ou de cordes farcineuses sur la peau.

Après l'abatage, l'inspecteur procédera à son examen dans les conditions suivantes :

1° Il fera fendre la tête, afin de mettre à jour la pituitaire et la muqueuse des cornets; il se rendra compte s'il constate des ulcérations plus ou moins étendues et profondes de la muqueuse pituitaire ou bien des plaques cicatricielles étoilées irrégulières, formées de tissu fibreux et indiquant d'anciennes lésions morveuses ; des collections purulentes dans les cornets, des boutons morveux et du pus dans les sinus ;

2° Il fera détacher les poumons et recherchera dans le tissu pulmonaire des tubercules miliaires, des tubercules ayant subi une dégénérescence caséeuse ou calcaire et entourés d'une coque fibreuse, des foyers de pneumonie lobulaire. Les tubercules anciens sont surtout visibles quand ils sont situés à la surface du poumon ; ils donnent au toucher la sensation d'un petit corps étranger enchâssé dans le parenchyme ;

3° Il fera fendre la trachée et les grosses bronches et recherchera la présence d'ulcérations isolées ou confluentes de boutons et de plaques fibreuses cicatricielles analogues à celles de la cloison nasale ;

4° Il recherchera des lésions identiques sur le larynx.

Remarque. — Certaines formes de morve chronique ne se manifestent par aucun signe clinique et ne sont décelables que par la présence de tubercules dans le parenchyme pulmonaire. L'inspecteur devra donc toujours procéder à l'examen d'un animal qui n'aura présenté aucun signe à l'examen sur pied, comme s'il s'agissait d'un animal suspect.

Il est fréquent de rencontrer, dans les poumons des équidés, des *tubercules pseudo-morveux* d'origine parasitaire, qui simulent assez bien le tubercule spécifique. La différenciation des deux sortes de lésions est très importante au point de vue de l'inspection ; car la constatation des lésions morveuses doit entraîner la saisie, alors que la présence de simples lésions parasitaires est compatible avec la libre pratique. Macroscopiquement les pseudo-tubercules sont relativement faciles à différencier des tubercules vrais. Ils donnent, au toucher, la sensation de grains de plomb enchâssés dans le parenchyme pulmonaire; ils fuient sous l'instrument tranchant, qui a de la peine à les inciser : leur coque fibreuse est peu épaisse, toujours complètement indépendante du tissu propre du poumon, ce qui permet de les *énucléer* avec facilité.

Dans les cas douteux, l'inspecteur devra se rendre compte de l'absence de lésions spécifiques sur la trachée, le larynx, la cloison nasale, les sinus, etc...

Remarque. — A titre d'indication, nous signalons l'inoculation des produits suspects.

Chez le cobaye et le chien, les piqûres ou les scarifications sur la peau, faites avec des produits morveux, donnent, au bout de quatre à huit jours, des plaies ulcéreuses au niveau des inoculations cutanées.

L'injection sous-cutanée — ou, mieux, intra-péritonéale — chez le cobaye mâle donne, vers le deuxième ou troisième jour, une tuméfaction de la région testiculaire ; l'animal meurt vers le dixième ou douzième jour, en présentant une inflammation de la tunique vaginale dans l'exsudat de laquelle il est facile de mettre en évidence le bacille de Löffler.

Charbon bactéridien.

(Fièvre charbonneuse. anthrax ou sang de rate).

Cette maladie virulente, due à la présence dans l'organisme de la bactéridie de Davaine (*Bacillus anthracis*), s'observe sur le bœuf, le mouton, la chèvre, le cheval, et plus rarement sur le porc.

Elle est transmissible à l'homme soit par inoculation au travers de la peau (pustule maligne), soit par ingestion de viandes charbonneuses (forme intestinale), soit par inhalation de poussières charbonneuses (forme pulmonaire).

Les lésions de la fièvre charbonneuse sont à peu près identiques dans toutes les espèces ; elles consistent en :

1° Infiltration du tissu conjonctif sous-cutané par une sérosité jaunâtre et présence de foyers hémorragiques ;

2° Les vaisseaux sont gorgés d'un sang noir, poisseux, incoagulé ;

3° La rate est généralement hypertrophiée ; elle atteint quatre ou cinq fois son volume normal ; son tissu est transformé en une véritable boue noirâtre ;

4° Le foie prend la teinte feuille morte ; son tissu est mou est friable ;

5° Les ganglions lymphatiques des viscères abdominaux sont hypertrophiés et noyés dans une masse gélatiniforme ;

6° Le tissu musculaire présente les lésions de la fièvre ; les muscles sont cuits.

CONDUITE A SUIVRE PAR L'INSPECTEUR

A) *Animaux abattus dans un abattoir.* — Si les signes cliniques de la maladie ont échappé à l'examen sur pied. L'inspecteur qui procède à la visite aura son attention attirée par les lésions précédemment décrites : l'hypertrophie des ganglions abdominaux et la présence d'une masse gélatiniforme à leur niveau n'existent guère que dans la fièvre charbonneuse. Dans tous les cas, l'examen macroscopique devra toujours être complété par l'examen microscopique du sang.

B) *Viandes foraines*. — Cet examen est plus difficile ; l'inspecteur constatera toujours la présence de lésions de « fièvre » dans le tissu musculaire en même temps qu'il pourra observer des signes de fermentation cadavérique.

L'examen microscopique du sang, même sans coloration, est toujours indiqué.

Charbon symptomatique ou bactérien.

Cette maladie est due à la présence d'une bactérie *(Bacterium chauvœi)* déterminant des tumeurs emphysémateuses dans le tissu musculaire.

Les bovidés sont surtout atteints ; la maladie est exceptionnelle sur le mouton.

Les lésions du charbon symptomatique sont les suivantes :

1° Le tissu musculaire est parsemé de tumeurs noires, ressemblant à des morceaux de charbon enchâssés dans différentes régions du corps. Si l'évolution de la maladie a été rapide, ces tumeurs peuvent faire défaut et être remplacées par des altérations musculaires graves caractérisées par des taches ecchymotiques disséminées. Les muscles présentent en outre les lésions de la viande fièvreuse et dégagent une odeur de *beurre rance* nettement marquée ;

2° Le tissu conjonctif sous-cutané ou intermusculaire, particulièrement dans le voisinage des tumeurs, est distendu par des gaz. Il donne au toucher une sensation de crépitation ;

3° Au niveau des lésions existe un œdème inflammatoire plus ou moins abondant ;

4° Le foie et la rate restent normaux ; cependant, dans certaines formes à évolution rapide, la rate est légèrement hypertrophiée.

CONDUITE A SUIVRE PAR L'INSPECTEUR

A) *Dans un abattoir*. — Les signes cliniques présentés par l'animal sur pied peuvent attirer l'attention de l'inspecteur et être suffisamment apparents pour motiver le refus d'abatage. S'ils sont insuffisants ou passent inaperçus, la présence des lésions précédemment décrites, l'examen microscopique du sang suffisent à motiver la saisie totale.

B) *Viandes foraines*. — La couleur fiévreuse des muscles, la présence de tumeurs crépitantes, l'odeur de beurre rance dégagée par la viande entraîneront une suspicion qui ne sera levée qu'après l'examen microscopique de la tumeur.

Septicémie gangréneuse.

Elle est déterminée par la pénétration dans les tissus d'un microorganisme : le vibrion septique de Pasteur.

Tous les animaux de boucherie peuvent contracter la septicémie gangreneuse. Elle se présente sous deux formes cliniques principales :

1° La septicémie chirurgicale, compliquant des plaies ou des traumatismes externes ;

2° La septicémie médicale, compliquant des lésions internes (muqueuses, viscères, etc.).

Lésions. — La plaie d'inoculation prend les caractères suivants :

1° Il existe une zone centrale de mortification, au niveau de laquelle les tissus sont mous, friables, désagrégés, souvent même infiltrés des gaz de la putréfaction qui répandent une odeur repoussante :

2° Autour de la zone précédente s'étend une zone périphérique qui est le siège d'une infiltration plus ou moins abondante du tissu conjonctif par de la sérosité riche en vibrions septiques.

Indépendamment de ces altérations locales, la septicémie gangreneuse s'accompagne :

1° De lésions de fièvre et d'ictère dans le tissu musculaire;

2° D'un aspect livide des séreuses pleurale et péritonéale;

3° De lésions du foie, qui est ictérique, et de la rate, qui est congestionnée, tuméfiée, souvent hémorragique.

Les infections septiques des plaies traumatiques ou chirurgicales sont surtout fréquentes chez le cheval; les accidents septiques de la parturition chez la vache et chez la chèvre sont souvent confondus avec ceux de l'infection putride.

CONDUITE A SUIVRE PAR L'INSPECTEUR

Dans un abattoir, les lésions de septicémie gangreneuse ne passeront jamais inaperçues et la saisie totale sera ordonnée, quel que soit le degré de l'infection septique.

S'il s'agit de viandes d'origine foraine, la lésion principale sera toujours soustraite à l'examen; l'inspecteur devra se baser uniquement sur les lésions secondaires et se montrer d'une grande sévérité.

La fermentation cadavérique se produit beaucoup plus rapidement sur les viandes atteintes de septicémie gangreneuse; il arrivera donc souvent qu'outre les lésions de septicémie les viandes foraines montreront des traces de fermentation cadavérique.

Tétanos.

Le tétanos est une maladie virulente qui affecte souvent le cheval, l'âne et le mulet, et beaucoup plus rarement le mouton, la chèvre, le bœuf et le porc.

Les lésions nécropsiques du tétanos sont peu caractéristiques. On peut trouver des lésions de surmenage, des fractures, des suffusions sanguines, des plaies etc., mais il n'existe pas de lésions spécifiques.

L'examen microscopique n'est d'aucun secours, puisqu'il s'agit d'une intoxication par le bacille de Nicolaïer, dont on ignore le plus souvent la porte d'entrée.

L'inspecteur ne pourra donc baser son refus que sur l'examen clinique fait du vivant de l'animal.

Cette maladie justifierait à elle seule, si cela était nécessaire, la nécessité de l'inspection sur pied.

Les principaux symptômes qui guideront l'examen clinique sont :

1° La saillie du corps clignotant;

2° La raideur de l'encolure et la contracture musculaire des différentes régions, et en particulier des muscles de la mâchoire.

Maladie des veaux.

En dehors des affections spécifiques qui peuvent atteindre les jeunes bovidés (tuberculose, charbon), on peut réunir sous une même rubrique diverses

maladies, que MM. Nocard et Leclainche décrivent
sous les noms de :

Pleuro-pneumonie septique ;

Diarrhées;

Septicémie de Thomassen.

Le veau étant très sensible à l'action des différents
microbes déterminant ces maladies, la viande, dans
la plupart des cas, peut devenir virulente et l'ingestion peut déterminer chez l'homme des troubles digestifs graves; aussi doit-on, quelle que soit l'étendue
des lésions, éliminer de la consommation les animaux
malades.

Le plus souvent, l'inspecteur ne pourra pas réunir les éléments nécessaires de diagnostic pour différencier ces affections et il devra cependant se prononcer sur la salubrité ou non salubrité de la viande par
le seul examen de l'intestin avec ou sans retentissement sur l'appareil respiratoire.

CONDUITE DE L'INSPECTEUR DE BOUCHERIE

A l'autopsie d'un veau, l'inspecteur peut constater
dans la *cavité péritonéale*, l'intestin d'aspect pâle ou
rouge foncé, la muqueuse de la caillette et de l'intestin grêle congestionnée et présentant de nombreuses
desquamations; le contenu intestinal liquide et renfermant des grumeaux de lait de couleur jaune paille,
verdâtre ou blanc; l'ombilic souvent volumineux et
à paroi indurée; le foie, les reins et la rate congestionnés; les ganglions mésentériques hypertrophiés
et parsemés de foyers hémorragiques ; enfin le péritoine enflammé et renfermant un exsudat clair.

Dans la *cavité thoracique*, les lésions du poumon
sont souvent analogues à celles observées dans la
péripneumonie contagieuse. Il est volumineux et dur;

sur la coupe, il présente l'aspect en mosaïque. Le
tissu interlobulaire, foncé en couleur, est fortement
épaissi par suite de l'infiltration abondante par de la
sérosité opaline qui se coagule à l'air. La plèvre peut
aussi être enflammée, épaissie et présenter de nombreuses taches ecchymotiques; les cavités pleurales
peuvent enfin présenter un exsudat jaunâtre; les ganglions bronchiques sont hypertrophiés et parsemés de
foyers hémorragiques.

Telles sont, résumées, les différentes lésions qui
peuvent se présenter à l'attention de l'inspecteur au
moment de l'autopsie d'un jeune bovidé. L'étendue et
la gravité de ces lésions seront très variables suivant le degré de la maladie présentée par l'animal.

L'inspecteur devra examiner attentivement la viande : s'il constate qu'elle est fiévreuse, il saisira immédiatement; dans le doute, il consignera l'animal pendant plusieurs heures, variables suivant la saison; à
sa deuxième visite la viande offrira tous les signes de
la décomposition fiévreuse et même putride.

Si, par contre, la viande présente tous les signes
d'un bon état de conservation, qu'elle soit ferme et
sans odeur anormale, il pourra en autoriser la consommation.

Viandes foraines. — L'inspection des viandes d'o-
rigine foraine sera toujours facilitée par ce fait que
la viande de veau est un réactif très sensible aux altérations produites par les maladies, autrement dit la
décomposition fiévreuse et putride altèrent beaucoup
plus rapidement ces viandes que celles des animaux
adultes. L'inspecteur devra tirer de ce fait un pré-
cieux enseignement dans l'examen de ces viandes,
surtout s'il tient compte du temps écoulé depuis le
moment de l'abatage et des conditions de transport

de la viande, qui sont autant de facteurs favorables à l'évolution rapide de ces décompositions.

En l'absence des lésions viscérales fournies par l'autopsie, l'inspecteur devra examiner très attentivement ces viandes au point de vue de leur consistance, de leur odeur et de leur aspect; il devra rechercher, dans les cas douteux, si le tissu musculaire ne présente pas dans son épaisseur des foyers hémorragiques ou bien des infiltrations, dans certains muscles par de la sérosité. En présence de signes suspects, la saisie totale est toujours de rigueur.

Infection putride.

L'infection putride est une septicémie produite par des microbes pathogènes ou saprophytes et plus particulièrement par l'action de leurs toxines.

Les maladies qui déterminent le plus souvent de l'infection putride chez les animaux de boucherie sont:

1° La pneumonie gangreneuse;

2° La cystite purulente avec fermentation de l'urine;

3° La fermentation des membranes et des liquides dans les kystes hydatiques;

4° La fermentation du muco-pus dans la métrite et dans la métro-péritonite.

LÉSIONS. — Les lésions trouvées à l'autopsie d'un animal sous le coup d'une intoxication putride sont les suivantes :

1° Des lésions pathologiques organiques (pneumonie, métrite, collection purulente, abcès, etc.) qui attireront d'abord l'attention de l'inspecteur;

2° Le sang est noir, visqueux, incoagulable;

3° Des lésions de fièvre et d'ictère dans le tissu musculaire;

4° Le foie est mou et ictérique, la rate hypertrophiée.

Ces modifications dernières sont assez lentes à se produire et ne se constatent que quelques heures après la mort.

CONDUITE A SUIVRE PAR L'INSPECTEUR

Si l'inspecteur assiste à l'abatage, il devra toujours examiner soigneusement la nature des lésions présentées par l'animal.

Les lésions déterminant de l'infection putride sont caractérisées par une mortification plus ou moins complète des tissus envahis.

Cette mortification est à évolution moins rapide que dans la septicémie gangreneuse; elle ne s'accompagne pas d'une zone périphérique infiltrée de sérosité virulente et elle dégage une odeur repoussante, moins accusée que dans la septicémie. En un mot, quoique ressemblant aux lésions de septicémie gangreneuse, les lésions de l'infection putride se présentent toujours avec un caractère de moindre acuité et de moindre étendue.

Suivant l'état pathologique observé, les lésions de l'infection putride s'établissent plus ou moins rapidement: ainsi elles s'observent très vite sur des vaches atteintes de métrite consécutive à la parturition, tandis qu'elles ne s'établissent que lentement à la suite de lésions parasitaires du poumon, du foie et de la rate .

Il est à remarquer que les effets de l'infection putride apparaissent rarement au moment de l'abatage; ils ne se manifestent généralement que plusieurs heures après; de là des difficultés dans la conduite de l'inspecteur. Nous admettons que celui-ci devra toujours opérer la saisie complète, quel que soit l'aspect du tissu musculaire au moment de la visite, lorsqu'il constatera des lésions d'un état pathologique grave (pneumonie gangreneuse, métrite et métro-peritonite, cystite purulente, etc.).

Si les lésions sont insuffisantes pour fixer immédiatement la certitude de l'inspecteur, il devra consigner la viande.

Dans l'examen des viandes destinées à la fabrication des conserves, la constatation, à l'autopsie, de lésions graves (d'origine microbienne ou parasitaire) entraînera toujours le rejet absolu.

L'examen des viandes foraines sera fait avec la plus grande sévérité; ces viandes étant présentées généralement plusieurs heures après l'abatage, les lésions de l'infection putride seront suffisamment établies au moment de là visite pour motiver la saisie totale.

Infection purulente (pyohémie).

L'infection purulente est occasionnée par l'envahissement de l'organisme par des microbes pyogènes, envahissement s'effectuant à la faveur des plaies suppurantes.

Fréquente chez le cheval, l'infection purulente est rare chez le mouton et chez le porc, exceptionnelle chez le bœuf et chez la chèvre.

Lésions. — Les lésions de la pyohémie sont caractérisées par la formation d'abcès métastatiques dans les parenchymes et dans les cavités séreuses.

Le poumon envahi montre à sa surface de nombreuses bosselures résistantes, constituées par des abcès de volume variant depuis la grosseur d'un grain de chénevis aux dimensions d'un œuf de pigeon; ces lésions ont la forme d'un coin dont la base répond à la plèvre.

Le foie, la rate, les centres nerveux et leurs enveloppes, le myocarde sont envahis d'abcès plus ou moins volumineux.

Les séreuses sont le siège d'abcès de volume variable et quelquefois de collections purulentes considérables.

La plaie d'où procède l'infection laisse écouler une sérosité sanieuse, roussâtre, infecte; les tissus environnants sont baignés par un pus liquide et de très mauvaise nature.

CONDUITE DE L'INSPECTEUR

Si l'inspecteur constate des abcès métastatiques, des foyers purulents dans les viscères, il doit prononcer la saisie totale.

L'animal peut avoir été sacrifié alors que la maladie n'était qu'à son début, parce que des complications purulentes étaient à craindre. Dans ce cas, l'inspecteur devra agir avec la même rigueur, s'il constate sur les organes des congestions, des ecchymoses, qui dénotent des abcès métastatiques en voie de formation. Généralement ces lésions s'accompagnent des manifestations de la fermentation fiévreuse.

Infection cancéreuse.

L'infection cancéreuse est caractérisée par la présence de tumeurs malignes, c'est-à-dire à caractère envahissant, dans différentes régions et dans différents tissus.

Parmi les différentes tumeurs observées, nous

citerons: les sarcomes. les lymphadénomes. les épi-
théliomes. les carcinomes.

Lésions. — Les lésions trouvées à l'autopsie d'un
animal sous le coup d'une affection cancéreuse sont
caractérisées par la présence de tumeurs multiples
sur les viscères. dans le tissu musculaire, dans le tissu
osseux. dans les ganglions lymphatiques, etc.

Ces tumeurs malignes se présentent avec des caractères différents: elles peuvent être le siège de dégénérescences granulo-graisseuse ou calcaire, d'infiltration pigmentaire (mélanisation). Elles peuvent exister
avec un certain état de graisse ou bien elles déterminent un état cachectique se traduisant par de la maigreur et de l'hydroémie.

CONDUITE A TENIR PAR L'INSPECTEUR

L'inspecteur qui constatera des lésions ganglionnaires dénotant un caractère infectieux devra toujours pratiquer la saisie totale quel que soit le nombre
des tumeurs trouvées à l'autopsie et quel que soit le
degré d'engraissement.

Rage.

La rage est une maladie virulente. inoculable, due
à la présence dans le système nerveux d'un agent spécifique et caractérisée par des troubles d'origine cérébrale et médullaire. (Nocard et Leclainche.)

La rage se constate plus fréquemment sur les bovidés et les ovidés que sur le cheval et sur le mulet; la
virulence s'observe dans les centres nerveux. dans
les glandes salivaires et lacrymales. le pancréas.

Lésions. — L'autopsie d'un animal enragé ne fournit aucun renseignement permettant d'affirmer ou
de nier l'existence de la rage. Seul l'examen clinique

et l'inoculation du bulbe sont de nature à fournir des indications précises.

CONDUITE DE L'INSPECTEUR

Cette conduite est dictée par le décret du 6 octobre 1904 :

« Lorsqu'un animal enragé a mordu des animaux herbivores ou des animaux de l'espèce porcine, le maire prend un arrêté pour mettre les animaux sous la surveillance d'un vétérinaire sanitaire pendant une durée de trois mois.

» Ces animaux sont marqués et il est interdit au propriétaire de s'en dessaisir avant l'expiration de ce délai.

» Toutefois, pendant les huit jours qui suivent celui de la morsure, ils peuvent être abattus pour la boucherie. L'abatage a lieu sur place, sous la surveillance du vétérinaire sanitaire, ou dans un abattoir public surveillé par un vétérinaire. Dans ce dernier cas, les animaux sont marqués au feu et le vétérinaire sanitaire délivre un laissez-passer visé par le maire, à qui il est rapporté dans les cinq jours de sa date avec un certificat délivré par l'inspecteur de l'abattoir attestant que les animaux ont été abattus. »

La circulaire du 1ᵉʳ novembre 1904 définit ce qu'on doit entendre par animaux *sûrement mordus* : « Ceux qui auraient pu l'être et pour lesquels il est impossible d'établir qu'ils ne l'ont pas été, tels par exemple les animaux d'un même troupeau, d'un même enclos dans lesquels a circulé un chien enragé. »

Ladrerie.

La ladrerie est caractérisée par la présence, dans le tissu conjonctif intermusculaire, de cysticerques qui représentent les formes larvaires des différents ténias vivant chez l'homme.

On rencontre :

1° *Le cysticercus cellulosæ*, forme cystique du *tænia solium*, observé chez le porc et quelquefois chez le sanglier;

2° *Le cysticercus bovis*, forme cystique du *tænia inermis saginata* ou *médiocanellata* observé chez le bœuf.

LÉSIONS DE LA LADRERIE. — La lésion fondamentale est constituée par la présence de la vésicule cystique, dans la viande, dans le tissu conjonctif intermusculaire et, accessoirement, dans d'autres points de l'organisme.

La vésicule cystique est très mince, son volume atteint celui d'un petit pois. Vers le milieu de sa longueur, elle présente un point opaque et un petit pertuis qui correspond à la tête invaginée du tænia. Chaque vésicule est remplie par un liquide limpide qui prend, dans certains cas, une teinte opalescente ou légèrement rougeâtre.

Les vésicules cystiques peuvent perdre leur sérosité et subir la dégénérescence caséeuse ou la dégénérescence calcaire; elles prennent alors l'aspect de grains arrondis et durs.

Dans les formes discrètes de ladrerie, le *cysticercus cellulosæ* se trouve surtout dans les muscles de la langue, du cou, des épaules. Les psoas, les muscles de la cuisse, de la région vertébrale postérieure ne sont généralement envahis que lorsque la maladie est généralisée.

Le *cysticercus bovis* se localise de préférence dans la région massétérine, en particulier dans les muscles ptérygoïdiens internes et externes. Le cœur, le foie, le poumon peuvent être porteurs de cysticerques. L'envahissement du cœur indique toujours une généralisation de l'affection.

D'une façon générale, la ladrerie déterminée par le *cysticercus bovis* est toujours plus discrète que celle déterminée par le *cysticercus cellulosæ*, qui envahit souvent tous les points de l'organisme.

La ladrerie, présentant un certain degré d'envahissement général, s'accompagne toujours des lésions suivantes :

1° Pâleur plus ou moins marquée de la viande;

2° Humidité de la coupe par suite de l'incision des vésicules cystiques et un certain degré d'hydroémie.

L'appréciation de la nature de la vésicule cystique est facile à faire : il suffit de la saisir entre le pouce et l'index d'opérer une pression légère en même temps qu'un mouvement de roulement entre les doigts pour faire sortir la tête du tenia dont l'examen au microscope est très facile.

Il arrive souvent que, dans un but de fraude, afin de faire disparaître les vésicules apparentes, on procède à un raclage des régions superficielles. La place occupée par ces vésicules est alors marquée par de petites cavités arrondies taillées dans l'épaisseur des tissus, cavités où l'on trouve souvent des vestiges de la membrane cystique. Dans le cas de doute, des incisions dans différentes régions permettront de mettre à jour des vésicules profondes avec leurs caractères ordinaires.

CONDUITE A SUIVRE PAR L'INSPECTEUR

Dans les formes discrètes de ladrerie du porc caractérisées par la présence de rares vésicules cystiques (une vésicule par 3 kilogrammes de viande environ), la salaison peut être autorisée. Il en est de même si la ladrerie est ancienne et si les vésicules ont subi la dégénérescence calcaire (ladrerie sèche). Dans ce cas, la salaison doit être faite sous le contrôle de l'inspecteur : la viande est découpée en morceaux de 1 kilogramme environ et placée pendant vingt et un jours dans une saumure à 25° Baumé (1).

Si les cysticerques sont plus nombreux, la saisie totale est de rigueur : on pourrait tolérer simplement la consommation de la graisse et du lard, qui sont toujours exempts de vésicules.

Lorsque la ladrerie du bœuf est limitée à la langue et aux muscles de la région massétérine, la consommation, peut être autorisée : l'inspecteur se contente alors de saisir la tête.

La constatation de vésicules sur le cœur est toujours un signe d'envahissement général qui motive la saisie totale.

Trichinose.

La trichinose est une maladie occasionnée par la présence, dans le tissu musculaire, de la trichine spirale.

La trichine adulte est un ver à peine visible à l'œil nu que l'on trouve dans le tube digestif et particulièrement dans l'intestin grêle de divers animaux.

Les embryons émigrent dans le tissu musculaire de l'hôte où ils s'enkystent et demeurent ainsi à l'état de vie latente jusqu'au moment où ils seront ingérés par un autre animal.

Les animaux les plus fréquemment atteints sont le porc et le sanglier : on peut observer beaucoup plus rarement la maladie chez le veau, l'agneau, le cheval, le bœuf, la chèvre, le mouton.

(1) Conduite suivie à l'abattoir de Marseille.

Lésions de la trichinose. — Ces lésions ne peuvent être constatées qu'à l'examen microscopique. La viande trichinée est caractérisée par la présence, dans le tissu musculaire strié ou dans le tissu musculaire interfasciculaire, de kystes composés d'une enveloppe protectrice abritant un jeune embryon. Ces kystes sont ovoïdes, à grand axe parallèle à la fibre musculaire ; leurs extrémités sont généralement émoussées.

Il arrive que plusieurs de ces kystes sont réunis par un de leurs pôles et que leurs cavités sont en communication. En général chaque kyste ne renferme qu'un embryon ; cependant, il n'est pas rare de trouver des kystes qui en renferment plusieurs.

Dans les trichinoses anciennes, les kystes sont le siège de phénomènes régressifs divers. Tantôt c'est l'envahissement par la matière pigmentaire d'abord jaunâtre, puis brunâtre ; tantôt c'est la dégénérescence calcaire, non seulement dans la masse intrakystique, mais aussi dans les tissus du parasite.

Les kystes se rencontrent particulièrement aux extrémités des muscles, au niveau de leurs insertions.

Les muscles le plus fréquemment envahis sont le diaphragme et surtout ses piliers, les muscles de l'épaule, les psoas, les muscles du larynx, ceux de la région crurale interne, les muscles coccygiens, les muscles du cou, de l'œil, de la langue.

La recherche des embryons de trichine ne peut se faire qu'à l'aide du microscope.

En Allemagne, on prélève sur chaque animal quatre fragments de muscle pris sur le diaphragme, l'intercostal, le petit oblique de l'abdomen et sur un muscle du larynx. On découpe chacun de ces morceaux en six petits fragments, que l'on porte sur une plaque de verre rectangulaire divisée en vingt-quatre petits carrés ; on recouvre avec une plaque semblable et, au moyen de deux vis adaptées aux extrémités, on comprime puis on examine les vingt-quatre fragments à un faible grossissement.

CONDUITE A SUIVRE PAR L'INSPECTEUR

L'attention de l'inspecteur sera toujours attirée par la provenance des animaux abattus.

Les porcs arrivant de Hollande, de Suède, de Danemark, de Russie, d'Allemagne, d'Amérique sont toujours suspects, parce que la maladie existe dans ces pays. Les prélèvements musculaires et leur examen microscopique seront toujours de règle. La constatation d'embryons de trichine entraînera la saisie totale quel qu'en soit le nombre et quel que soit l'état d'engraissement de l'animal.

Groupe des viandes empoisonnées.

Dans ce groupe nous comprenons toutes les viandes d'animaux qui présentent, pendant leur vie, des symptômes cliniques graves d'empoisonnement ou ceux dont l'autopsie révèle des lésions dues à un empoisonnement.

Il reste bien entendu que les animaux saignés après la mort due à un empoisonnement, ou saignés *in extremis*, fournissent des viandes à caractères cadavériques dont la saisie a été réglementée dans un chapitre précédent. Nous ne voulons nous occuper ici que des animaux sous le coup d'un empoisonnement déterminé ou dont l'examen nécropsique révèle des lésions dues à un empoisonnement, et savoir si ces animaux peuvent être livrés à la consommation ou s'ils doivent être l'objet d'une saisie.

LÉSIONS TROUVÉES A L'AUTOPSIE D'UN ANIMAL EMPOIsonné. — Les lésions varient suivant la nature du poison. suivant la quantité absorbée et suivant le temps écoulé depuis l'ingestion.

Phénols. — Dans les empoisonnements par les phénols. on observe de la stomatite, de la pharyngite, de la gastro-entérite et une odeur particulière de la viande rappelant celle du goudron.

Cyanures. — Les lésions d'empoisonnement dues aux cyanures sont discrètes ; elles frappent surtout l'estomac, qui d'après Hugounenq, est congestionné à sa surface et d'aspect feuille morte; la muqueuse stomacale a disparu en partie et les parois du viscère sont amincies et plissées.

Une odeur d'amandes amères assez accusée se dégage de tous les viscères.

Cuivre. — Les empoisonnements par le cuivre sont caractérisés par de la dégénérescence du foie, de la gastro-entérite et, le plus souvent. par une coloration bleue ou verte des parois de l'estomac et de l'intestin.

Phosphore. — Dans les empoisonnements par le phosphore on trouve :

1° Des lésions de gastro-entérite ;

2° Un ictère à forme aiguë ou subaiguë :

3° De la dégénérescence graisseuse des muscles, du foie. du cœur et des reins :

4° Une odeur alliacée de la viande caractéristique.

Mercuriaux. — Les lésions observées sont :

1° De la gastro-entérite :

2° De la dégénérescence des muscles, des reins et du foie :

3° Le sang est noir. incoagulé :

4° Le poumon présente des signes d'inflammation allant quelquefois jusqu'à l'abcédation ;

5° Les os sont friables et cassants ;

6° Les organes parenchymateux et glandulaires sont ramollis.

Arsenic. — Dans les empoisonnements par les composés arsenicaux on note :

1° Des plaques violacées et des perforations au niveau de la muqueuse stomacale ;

2° Des lésions d'entérite ;

3° De la dégénérescence graisseuse du foie ;

4° Des plaques violacées au niveau du péricarde et de l'endocarde ;

5° Des foyers apoplectiques dans le poumon.

Les empoisonnements par la strychnine, la pilocarpine, la vératrine, l'ésérine, ne déterminent pas la formation de lésions spécifiques.

CONDUITE A SUIVRE PAR L'INSPECTEUR

1° Si, à l'examen sur pied, un animal présente des signes cliniques graves d'empoisonnement, la saisie totale est de rigueur, quelles que soient la nature du poison administré et les lésions présentées à l'autopsie ;

2° La visite sur pied n'a pas eu lieu, mais l'autopsie révèle des lésions graves, se rapportant à celles précédemment décrites ; la saisie totale est de rigueur ;

3° L'animal présente de son vivant des symptômes équivoques, laissant planer le doute ; l'autopsie ne révèle pas de lésions importantes ; la saisie totale est encore de rigueur.

4° L'animal présente simplement des troubles dus à l'empoisonnement ; l'autopsie ne révèle que des lésions légères ; la viande n'accuse aucune odeur particulière : la consommation peut être tolérée, à l'exclusion de la tête, de l'œsophage et des viscères.

L'analyse toxicologique peut toujours être faite à la demande du propriétaire ou du vétérinaire ; la viande sera consignée. L'inspecteur pourra alors, suivant les résultats de cette analyse, tolérer la consommation ou opérer la saisie de l'animal.

Groupe des viandes à odeur particulière ou d'aspect repoussant.

Dans ce groupe nous rangeons les viandes qui présentent une odeur anormale due à différentes causes, ou un aspect répugnant dû à certains états pathologiques.

Les odeurs anormales sont dues :

1° A l'influence de l'alimentation :

2° A l'influence de certaines médications ;

3° A l'influence du sexe ;

4° A l'influence de certaines maladies (urémie, indigestions).

Influence de l'alimentation. — Parmi les aliments susceptibles de donner à la viande une odeur anormale, nous citerons :

Le fenu grec, qui, consommé vert, donne à la viande une odeur repoussante de fumier ;

Les pâturages marécageux renfermant des plantes de la famille des asphodélidées et des liliacées, qui donnent à la viande une odeur de choux pourris (bœufs de la Sardaigne) ;

L'ail sauvage, qui donne à la viande une odeur alliacée ;

Les tourteaux de lin et de colza, qui donnent à la viande une odeur de suif ou de rance ;

Les tourteaux d'arachide, qui lui donnent une odeur nauséeuse ;

Les résidus de laiteries, qui donnent à la viande une odeur de lait aigre ;

L'armoise et l'absinthe, qui lui donnent une odeur aromatique ;

Les crucifères, qui lui donnent une odeur de moutarde.

Influence des médications. — Le vinaigre donne à la viande une odeur aigrelette ;

Le phosphore, une odeur alliacée ;

Le soufre, une odeur d'acide sulfhydrique ;

Le camphre, une odeur de camphre ;

L'assa-fœtida, une odeur fétide ;

L'essence de térébenthine, une odeur de résine ;

L'éther, une odeur répugnante ;

L'ammoniaque, une odeur piquante ;

L'alcool, une odeur d'acétone.

Influence du sexe. — Le verrat, le bouc, le taureau, les vieilles brebis, le bélier, la chèvre, présentent des odeurs particulières *sui generis* qui s'accentuent avec l'âge.

Influence des maladies. — Nous avons vu que, dans certaines affections fébriles, la viande prenait une odeur particulière ; certains états pathologiques peuvent avoir aussi un retentissement sur l'odeur dégagée. Dans l'urémie, par exemple, la viande prend une odeur ammoniacale urineuse ; dans les indigestions, elle prend une odeur excrémentielle.

L'aspect repoussant de certaines viandes est dû à l'infiltration pathologique des tissus par des tumeurs variées et, en particulier, par la mélanose.

CONDUITE A SUIVRE PAR L'INSPECTEUR

D'une façon générale, l'inspecteur prononcera l'exclusion de la consommation des viandes qui présenteront une odeur anormale très prononcée ; sa sévérité sera plus grande pour les viandes à odeur médicamenteuse, qui dénotent toujours un état pathologique antérieur.

Les viandes à odeur ammoniacale ou urineuse seront toujours entièrement éliminées. L'examen de l'appareil urinaire et des reins éclairera le diagnostic

L'inspecteur tiendra compte que ces viandes ont souvent une teinte blafarde et que l'odeur ammoniacale est surtout accusée au niveau de la cavité pelvienne.

L'odeur excrémentielle entraînera toujours la saisie totale.

La mélanose entraînera la saisie des régions infiltrées; la saisie totale ne sera opérée que lors de généralisation de l'infiltration mélanique ou de mauvais état du sujet.

La mélanose est surtout fréquente chez les chevaux de robe claire; elle peut se rencontrer chez les bovins et particulièrement chez le veau.

SAISIES PARTIELLES

Nous comprenons dans ce chapitre :

1° Un groupe de maladies dont les lésions n'entraînent le plus souvent qu'une saisie partielle, mais qui peuvent cependant, dans certains cas exceptionnels, se compliquer de lésions propres aux groupes des saisies totales et nécessiter le retrait de l'animal entier de la consommation.

Ce sont :

1° La péripneumonie contagieuse, la fièvre aphteuse, la clavelée, la gale, la pneumo-entérite infectieuse du porc, l'actinomycose, la botriomycose, le farcin du bœuf, le coryza gangreneux du bœuf, la pseudo-tuberculose du mouton, la pyélo-néphrite bacillaire des bovidés, la septicémie hémorragique des bovidés, la lymphangite ulcéreuse du cheval, la lymphangite épizootique, la gourme des solipèdes, l'échinococcose, différentes cysticercoses dont le *cysticercus tenuicolis*, le *cœnurus cerebralis*, le *cœnurus serialis*, la strongylose ou bronchite vermineuse, la distomatose, la psorospermose musculaire, le coccidiose hépatique, l'agalaxie contagieuse, la vaccine, le horse-pox et le cow-pox, la mammite streptococcique de la vache, la mammite gangreneuse de la chèvre ;

2° Un groupe de tumeurs simples ou bénignes ;

3° Un groupe de dégénérescences diverses ;

4° Un groupe de traumatismes ;

5° Un groupe de lésions inflammatoires.

Péripneumonie.

« La péripneumonie est une maladie contagieuse, spéciale aux bovidés, caractérisée par des lésions d'inflammation exsudative dans le poumon et sur la plèvre. » — Nocard et Leclainche.

LÉSIONS. — A *Poumon*. On constate de l'hépatisation simple ou double siégeant ordinairement à la partie inférieure des lobes. La coupe des portions hépatisées offre l'aspect d'une mosaïque formée par les lobules pulmonaires, séparés par les bandes, infiltrées de sérosité, du tissu conjonctif périlobulaire. Les lobules pulmonaires enflammés revêtent des teintes variant du rose vif au noir mat.

B) *Plèvre.* — La plèvre est toujours altérée, mais à des degrés divers; tantôt on note simplement de l'infiltration au niveau de la lésion pulmonaire; tantôt la plèvre est recouverte de fausses membranes sur une partie ou sur la totalité de son étendue; la cavité pleurale peut renfermer une exsudation plus ou moins abondante allant quelquefois jusqu'à l'épanchement et pouvant atteindre jusqu'à 20 litres.

Dans la péripneumonie ancienne, les lésions tendent vers la sclérose.

CONDUITE A SUIVRE PAR L'INSPECTEUR

D'une façon générale, la viande provenant d'un animal péripneumonique est bonne pour la consommation: l'inspecteur se bornera à faire enlever les poumons et les portions des parois costales en contact avec les lésions de la plèvre.

Si la péripneumonie se complique de gangrène du poumon, il peut se produire de l'infection putride, nécessitant la saisie totale.

Fièvre aphteuse.

« La fièvre aphteuse est une maladie virulente, contagieuse et inoculable, caractérisée cliniquement par un état fébrile initial, suivi d'une éruption vésiculeuse en certains points du tégument. » (Nocard et Leclainche.)

LÉSIONS. — La lésion principale est la phlyctène, vésicule ou ampoule qui apparaît plus particulièrement en certains points du tégument et peut, dans certains cas, évoluer dans l'intestin, le poumon, les centres nerveux.

CONDUITE A SUIVRE PAR L'INSPECTEUR

Dans les formes ordinaires bénignes, la saisie se borne à la langue, aux pieds. Dans les formes graves localisées soit aux poumons, soit à l'intestin, il arrive que la viande présente, au moment de l'abatage ou seulement quelques heures après, des lésions de fermentation fiévreuse qui nécessitent la saisie totale.

L'inspecteur devra donc agir prudemment en présence de lésions graves.

Dans les cas douteux, la consigne pendant quelques heures permettra aux manifestations de la fièvre de s'établir et facilitera sa tâche.

Clavelée.

« La clavelée est une maladie contagieuse inoculable, spéciale au mouton et caractérisée par une éruption pustuleuse sur la peau et sur les diverses muqueuses. » (Nocard et Leclainche.)

LÉSIONS. — La lésion principale est la pustule claveleuse qui évolue ordinairement dans le derme, mais qui, dans certaines formes graves, peut évoluer dans le poumon ou sur la muqueuse intestinale.

Ordinairement les pustules s'accompagnent de petites infiltrations dans le tissu conjonctif sous-cutané au niveau des boutons claveleux; cependant, sur des malades appartenant à des races très sensibles à la clavelée, on peut observer, à côté d'éruptions confluentes, de profondes infiltrations séro-sanguines.

CONDUITE A SUIVRE PAR L'INSPECTEUR

Dans la clavelée bénigne, la viande peut être consommée; il suffit d'enlever, au couteau, les petites infiltrations conjonctives dans le voisinage des pustules.

Si des éruptions confluentes ont déterminé des infiltrations étendues, la saisie partielle des régions infiltrées est de rigueur.

La saisie totale n'est nécessitée que dans les complications graves de la clavelée, qui s'accompagnent de septicémie, d'ictère ou de manifestations fiévreuses.

Gales.

Les gales sont des maladies parasitaires de la peau qui frappent tous les animaux de boucherie. Les gales de mouton sont les plus importantes; elles sont dues au *sarcoptes scabiei*, qui occasionne la gale sarcoptique ou *noir museau*, ou au *psoroptes communis*, qui occasionne la gale psoroptique

Au point de vue de l'inspection des viandes, les gales ne sont intéressantes que parce qu'elles déterminent un état cachectique des animaux atteints se traduisant à l'autopsie, par les lésions de la maigreur ou de l'hydroémie qui entraînent la saisie totale.

Pneumo-entérite infectieuse du porc.

Sous le nom de pneumo-entérite du porc on désigne un groupe de maladies contagieuses, virulentes, inoculables, et caractérisées cliniquement par la présence de foyers d'inflammation sur le poumon et sur l'intestin, avec prédominance des localisations sur l'un et l'autre de ces appareils, suivant les formes de la maladie.

Lésions. — On trouve des plaques rouges sur la peau, mais ces plaques sont plus discrètes et moins envahissantes que dans le rouget. L'intestin est congestionné; ses parois sont le siège d'ulcérations étendues, d'épaississements, d'indurations.

Les poumons présentent des noyaux de pneumonie et de broncho-pneumonie; le foie, la rate et les reins offrent souvent des signes de congestion.

CONDUITE A SUIVRE PAR L'INSPECTEUR

Lorsque les lésions sont peu étendues, la règle de conduite de l'inspecteur se borne à saisir les viscères et à faire enlever les plaques rouges. Lorsqu'il y a des complications graves, la viande devient fiévreuse ou ictérique et doit être saisie complètement.

Actinomycose.

L'actinomycose est due à la présence dans les tissus d'un parasite appartenant au genre *streptothrix*; elle est caractérisée par des suppurations et des néo-formations inflammatoires en divers milieux.

La maladie frappe surtout les bovidés adultes; le porc, le mouton, le cheval sont exceptionnellement atteints.

LÉSIONS. — Chez les bovidés, les tumeurs d'actinomycose s'observent surtout au niveau du maxillaire inférieur (ostéo-sarcome), sur la langue (langue de bois), sur la peau de l'encolure, dans les ganglions lymphatiques et les glandes salivaires, dans le poumon, le péritoine, le foie, les mamelles.

Les lésions actinomycosiques du porc sont rares; elles peuvent se rencontrer sur les mamelles, les reins, le péritoine.

CONDUITE A SUIVRE PAR L'INSPECTEUR

L'inspecteur fera une saisie partielle; dans les cas exceptionnels de généralisation, il procédera à la saisie totale.

Botriomycose.

Elle s'observe surtout sur le cheval et elle est déterminée par le *botriomyces equi.*

Lésions. — Analogues à celles de l'actinomycose; elles peuvent siéger sur les téguments, dans certains parenchymes (poumons, mamelles, foie, rate), sur le cordon testiculaire (champignon).

CONDUITE A SUIVRE PAR L'INSPECTEUR

L'inspecteur suivra la même conduite que dans l'actinomycose.

Farcin du bœuf.

Maladie chronique, très rare en France, et caractérisée par une inflammation suppurative des vaisseaux et ganglions lymphatiques superficiels.

Lésions. — Elles consistent en la présence de cordes noueuses, avec de nombreux renflements sur leur trajet. On trouve quelquefois des collections purulentes dans les ganglions des membres et du tronc. Certains animaux présentent dans le poumon, le foie, la rate, des pseudo-tubercules ayant subi la dégénérescence caséeuse ou crétacée.

CONDUITE A SUIVRE PAR L'INSPECTEUR

Il saisira les régions présentant des lésions et ne procédera à la saisie totale qu'en cas de généralisation.

Coryza gangreneux.

Cette maladie infectieuse, spéciale aux bovidés, est caractérisée par des signes d'intoxication et par des altérations inflammatoires des muqueuses, localisées principalement sur la muqueuse des premières voies respiratoires.

Lésions. — La pituitaire, la muqueuse pharyngo-laryngienne sont congestionnées, enflammées et sont le siège d'une exsudation fibrineuse abondante. Les ganglions sont infiltrés et souvent hémorragiques; il est rare de trouver des foyers de broncho-pneumonie. La muqueuse de la caillette et du rectum est enflammée; la rate est ramollie, quelquefois très volumineuse; les reins sont congestionnés; l'urine est albumineuse ou hémorragique.

CONDUITE A SUIVRE PAR L'INSPECTEUR

L'inspecteur ne peut autoriser la consommation de la viande que si l'animal est abattu tout au début de la maladie, alors que les lésions sont localisées aux premières voies respiratoires. Des lésions étendues amènent des complications fiévreuse et putride qui nécessitent la saisie totale.

Pyélo-néphrite bacillaire des bovidés.

Maladie de la muqueuse des voies urinaires, déterminée par un bacille excessivement pathogène pour les bovidés.

Lésions. — On constate presque toujours une lésion contemporaine siégeant sur le pénis, la vulve ou le vagin. L'inflammation est étendue sur toute la muqueuse urinaire, depuis le bassinet jusqu'à l'orifice de l'urèthre. La muqueuse est épaissie, œdémateuse et présente des taches ecchymotiques. La vessie est rétractée, sa muqueuse est enflammée, l'urine est épaissie. Il n'y a, généralement qu'un seul uretère envahi; il se présente sous l'aspect d'un cordon volumineux à parois épaissies. L'urine s'accumule dans le bassinet, où elle forme une sorte de kyste qui progressivement envahit et détruit le rein.

Le rein est volumineux; son tissu est congestionné, mou et friable; quelquefois il est de consistance fibreuse. Sur la coupe, la zone corticale est pâle; elle est toujours nettement séparée de la zone médullaire qui est hyperhémiée. Le bassinet et les calices sont dilatés; l'urine renferme un coagulum fibrineux, un sédiment granuleux et souvent du pus.

CONDUITE A SUIVRE PAR L'INSPECTEUR

La viande ne peut être laissée à la consommation qu'au début de la maladie et après la saisie des organes atteints.

Si la maladie est ancienne et si elle a déterminé un certain état de maigreur, la saisie totale est indiquée.

Pseudo-tuberculose du mouton.

La pseudo-tuberculose du mouton est caractérisée par la présence de masses fibreuses rondes, renfermant à l'intérieur une matière semi-liquide ou caséifiée. Ces lésions siègent dans le poumon, le foie, les reins, les séreuses, les ganglions lymphatiques.

CONDUITE A SUIVRE PAR L'INSPECTEUR

Si les lésions sont localisées aux viscères, l'inspecteur saisira les organes malades. S'il trouve des lésions ganglionnaires, des lésions des séreuses ou des lésions intra-musculaires indiquant une généralisation de la maladie, il saisira complètement .

Septicémie hémorragique des bovidés.

La septicémie hémorragique des bovidés (pneumo-entérite infectieuse de Nocard, le *cornstalk disease* de Bilings, pasteurellose bovine) se présente sous deux formes distinctes : l'une dite forme *œdémateuse*, caractérisée par des œdèmes superficiels; l'autre dite forme *pectorale* à cause des accidents pulmonaires qu'elle détermine.

Lésions. — A) *Forme œdémateuse*. Les tumeurs avoisinant la région du cou sont d'un volume considérable; elles sont constituées par des foyers hémorragiques et par une infiltration séreuse abondante. L'intestin est fortement congestionné et renferme un liquide rougeâtre. Le foie, les reins et les poumons sont congestionnés; la rate est normale; les organes de la région de la gorge sont infiltrés d'une sérosité sanguinolente; la muqueuse du larynx et de la trachée présente des ecchymoses. La plèvre, le péritoine, le péricarde renferment une sérosité rosée.

B) *Forme pectorale*. Les deux lobes pulmonaires sont congestionnés et présentent des foyers d'hépatisation; la plèvre viscérale est tachetée de plaques hémorragiques et recouverte d'un exsudat fibrineux; la coupe des foyers d'hépatisation rappelle la lésion péripneumonique.

CONDUITE A SUIVRE PAR L'INSPECTEUR

La saisie totale est la règle; l'inspecteur ne doit laisser à la consommation que la viande des animaux sacrifiés tout à fait au début, lors des premières manifestations de la maladie.

Lymphangite ulcéreuse du cheval.

Cette forme de lymphangite est caractérisée par la présence d'abcès et de plaies ulcéreuses sur la peau et sur le trajet des lymphatiques superficiels.

Lésions. — Les lésions sont caractérisées par des ulcérations de la peau et des cordes lymphatiques. Les ulcérations débutent sous forme de petits boutons qui se développent dans l'épaisseur du derme, puis s'abcèdent. Les premières manifestations s'observent généralement sur l'extrémité inférieure des membres; de là les lésions peuvent gagner le membre tout entier, le tronc et l'encolure.

Les reins peuvent être farcis d'abcès, ainsi que le tronc lymphatique péripelvien; les poumons présentent quelquefois des foyers de broncho-pneumonie.

CONDUITE A SUIVRE PAR L'INSPECTEUR

La saisie partielle est indiquée lorsque les lésions sont localisées à la peau et aux lymphatiques superficiels et qu'elles sont peu étendues. Si l'inspecteur trouve des lésions des reins ou des poumons, il doit prononcer la saisie totale.

Lymphangite épizootique.

La lymphangite épizootique est une maladie virulente, inoculable. et caractérisée par des suppurations des lymphatiques superficiels.

Lésions. — Les lésions consistent en la présence de cordes lymphatiques renfermant un liquide lactescent ou du pus. On trouve aussi des épaississements de la peau dans certaines régions et des ulcérations qui siègent plus particulièrement sur les membres postérieurs, le garrot, le dos, les épaules.

CONDUITE A SUIVRE PAR L'INSPECTEUR

Il prononcera la saisie des régions malades et ne saisira complètement l'animal que si la maladie est très étendue.

Gourme des solipèdes.

La gourme est une maladie virulente, contagieuse, propre aux solipèdes.

Lésions. — Elles sont très variées suivant que le streptocoque évolue dans les milieux lymphatiques ou dans le sang : dans le premier cas, il se produit des suppurations gourmeuses (gourme purulente); dans le deuxième, des intoxications (gourme septicémique).

CONDUITE A SUIVRE PAR L'INSPECTEUR

La saisie totale est le plus souvent de rigueur; l'inspecteur ne sera autorisé à opérer la saisie partielle que dans les formes très bénignes de gourme purulente.

Pneumo-entérite du mouton.

Maladie qui évolue sous deux formes cliniques distinctes, l'une aiguë, l'autre chronique.

Lésions. — Dans la forme aiguë, elles sont surtout congestives : le péritoine et l'intestin sont couverts de plaques ecchymotiques; le foie est volumineux; les reins et les poumons sont congestionnés. Dans les formes subaiguës, il peut se produire de l'hépatisation pulmonaire, l'aspect du poumon rappelle alors celui du poumon péripneumonique.

Dans les formes chroniques, les lésions sont surtout pulmonaires et consistent dans des foyers étendus de pneumonie, avec adhérences entre les feuillets pleuraux.

CONDUITE A SUIVRE PAR L'INSPECTEUR

Dans les formes aiguës, la viande ne peut être utilisée que si l'animal a été sacrifié au début de la maladie.

Dans les formes chroniques, la saisie partielle porte sur les régions malades, sur le poumon et sur les côtes.

La saisie totale doit toujours être prononcée si l'animal est dans un état de maigreur avancé.

Agalaxie contagieuse.

« L'agalaxie contagieuse des moutons et des chèvres est une maladie générale, caractérisée par des localisations inflammatoires sur la mamelle, l'œil et les articulations. » (Nocard et Leclainche).

Elle se présente sous deux formes cliniques distinctes: l'une aiguë, l'autre chronique.

LÉSIONS. — Les mamelles sont atrophiées; elles présentent dans leur épaisseur des indurations fibreuses ou de la sclérose généralisée.

Les articulations sont atteintes d'arthrite et de péri-arthrite aboutissant à l'ankylose vraie ou fausse; les lésions de l'œil consistent en des altérations de la cornée, ou en des manifestations d'irido-choroïdite.

CONDUITE DE L'INSPECTEUR

Dans les formes aiguës, l'inspecteur saisira totalement; il ne laissera à la consommation que la viande des animaux qui ne présentent que des lésions chroniques, à la condition toutefois que la maigreur ne soit pas très accentuée. Dans tous les cas, la saisie partielle des régions atteintes (mamelles, membres, tête) devra être opérée.

Mammite streptococcique des vaches.

Maladie contagieuse déterminée par un streptocoque spécial et frappant les mamelles des vaches laitières.

Lésions. — Elles consistent dans une sclérose partielle ou totale du tissu glandulaire.

CONDUITE DE L'INSPECTEUR

L'inspecteur bornera la saisie aux glandes mammaires.

Mammite gangreneuse des brebis.

Maladie due à la présence, dans la mamelle, d'un microcoque spécifique qui détermine la gangrène de la glande et qui s'accompagne d'une intoxication le plus souvent mortelle.

Lésions. — La mamelle est infiltrée d'une sérosité rosée qui distend les mailles du réseau conjonctif: son aspect est violacé. La peau qui recouvre la mamelle et le tissu conjonctif sous-cutané sont infiltrés de gaz et d'une sérosité rougeâtre. Les ganglions inguinaux sont volumineux et rouges.

CONDUITE DE L'INSPECTEUR

La viande ne peut être livrée à la consommation qu'au début de la maladie, alors que les phénomènes d'intoxication n'ont pas eu le temps de se produire; sauf ces cas, la saisie totale est de rigueur.

Vaccine. — Horse-pox. — Cow-pox.

Maladie caractérisée par des éruptions pustuleuses siégeant sur la peau et commune à l'homme, au cheval et à la vache.

Cette maladie est toujours bénigne et laisse les animaux à peu près indifférents.

CONDUITE DE L'INSPECTEUR

Lorsque les éruptions pustuleuses produisent des infiltrations du tissu conjonctif sous-cutané, l'inspecteur devra saisir la région atteinte.

Nous avons observé chez certains veaux vaccinifères des infiltrations profondes au niveau des pustules de cow-pox qui ont nécessité la saisie de la région. Ce ne sont là d'ailleurs que des cas exceptionnels.

Echinococcose.

Maladie parasitaire et déterminée par l'*echinococcus polymorphus*, forme larvaire du *tænia echinococcus*, qui vit dans l'intestin grêle du chien.

Cette maladie s'observe chez toutes les espèces domestiques et siège de préférence dans le foie et le poumon.

Lésions. — La lésion fondamentale est le *kyste hydatique*. Chaque ampoule, ou kyste, est constituée par deux membranes : l'une externe, épaisse, dite membrane hydatique; l'autre interne, mince, dite membrane germinale, qui porte de nombreux *scolex* ou têtes de ténias. Chaque poche est remplie d'un liquide limpide. Le nombre et le volume des kystes rencontrés dans un même organe est très variable.

Au bout d'un certain temps, les kystes hydatiques subissent la dégénérescence granuleuse ou crétacée.

Le lieu d'élection des kystes est, par ordre de préférence: le foie, la rate, le poumon; on peut en rencontrer dans le tissu osseux et dans les méninges.

CONDUITE A SUIVRE PAR L'INSPECTEUR

L'inspecteur saisira simplement les organes envahis par les échinocoques, à moins qu'il ne soit en présence de lésions graves de maigreur, auquel cas la saisie totale s'impose.

Les kystes anciens qui ont subi la dégénérescence crétacée peuvent simuler des lésions tuberculeuses; la confusion ne sera plus possible après l'examen des ganglions lymphatiques, qui sont toujours atteints dans la tuberculose et jamais dans l'échinococcose; d'autre part, l'énucléation des lésions trouvées permettra toujours de reconnaître les hydatides aux vestiges des membranes kystiques rencontrées dans la masse caséeuse.

Distomatose.

Maladie parasitaire déterminée par la présence dans les canaux biliaires de deux distomes : 1° le *distoma hepaticum* et le *distoma lanceolatum*, qui frappe plus particulièrement le bœuf, le mouton, la chèvre et peut s'observer chez le cheval, l'âne et le porc.

CONDUITE DE L'INSPECTEUR

Il se bornera généralement à saisir le foie. Si la distomatose est accompagnée d'hydroémie, de maigreur prononcée ou d'ictère, il opérera la saisie totale.

Strongylose ou bronchite vermineuse.

Maladie parasitaire, caractérisée par la présence de strongles dans les bronches, qui frappe surtout le mouton *strongylus rufescens* et *strongylus filaria*, le veau (*strongylus micrurus*), le porc (*strongylus paradoxus*) et quelquefois le cheval (*strongylus arnfildi*).

CONDUITE A SUIVRE PAR L'INSPECTEUR

La saisie des poumons malades est toujours de règle; la saisie totale ne s'impose que dans les cas de maigreur et de cachexie.

Cysticercus tenuicollis.

Larve ou scolex du *tænia marginata*, qui vit dans l'intestin grêle du chien.

Le *cysticercus tenuicollis* se rencontre, chez le porc, dans les grandes cavités splanchniques et particulièrement sur le péritoine, l'épiploon, le mésentère et la face postérieure du diaphragme. Ce cysticerque a été rencontré aussi chez le mouton et chez la chèvre.

CONDUITE DE L'INSPECTEUR

L'inspecteur laissera la viande à la consommation, il se contentera de faire enlever les parties couvertes de cysticerques.

Cysticercus pisiformis.

Larve ou scolex du *tænia serrata*, qui vit dans l'intestin grêle du chien. Ce cysticerque se rencontre surtout chez le lapin et quelquefois chez le porc.

Sa constatation donne lieu aux mêmes mesures que le précédent.

Psorospermose musculaire.

Maladie déterminée par la présence dans le tissu musculaire de diverses sarcosporidies ou psorospermies.

Sarcocystes. — Les sarcocystes sont difficilement

visibles à l'œil nu; ils subissent, dans quelques cas, la dégénérescence calcaire ou purulente. La viande présente alors ou bien de fines granulations blanches ou jaunes, ou bien de multiples petits abcès à pus caséeux.

Les sarcocystes se rencontrent dans la viande du mouton, du bœuf, du porc, du cheval; ils s'accompagnent généralement de lésions graves de maigreur.

Balbianie géante. — Elle se rencontre surtout dans les muscles de l'œsophage, du larynx, du pharynx et de la langue du mouton, où elle forme de petites nodosités ovoïdes blanchâtres.

La balbianie géante a été rarement observée chez les bovidés.

CONDUITE DE L'INSPECTEUR

L'inspecteur bornera la saisie aux régions et aux organes renfermant des parasites. Il ne prononcera la saisie totale que dans les cas de généralisation ou lorsqu'il constatera des signes de maigreur très prononcée.

Groupe des tumeurs simples.

Nous comprenons dans ce groupe toutes les tumeurs sans irradiation ganglionnaire.

CONDUITE DE L'INSPECTEUR

L'inspecteur bornera la saisie à l'enlèvement des organes ou des régions où siègent les tumeurs, la saisie totale ne sera effectuée que si l'animal présente de la maigreur.

Groupe des diverses dégénérescences.

Ce groupe comprend un ensemble d'altérations dégénératives du tissu musculaire.

L'inspecteur pourra trouver, à l'autopsie d'un animal de boucherie tantôt :

— de l'infiltration ou de la dégénérescence graisseuse, frappant une ou plusieurs régions musculaires ainsi que le foie, les reins ou la rate; l'aspect de ces altérations est analogue à celui du tissu graisseux; elles se manifestent à la suite d'état fébriles ou d'ingestion de substances toxiques.

— de la dégénérescence cireuse, plus particulièrement sur les muscles (triceps crural, psoas, etc.), qui prennent alors une teinte gris rosé; ils sont très friables et leur aspect rappelle la cire ou la chair de poisson;

— de la dégénérescence caséeuse et de l'infiltration calcaire. Ces altérations sont très fréquentes, on les observe dans la tuberculose, la morve, l'échinoccose, la strongylose, la trichinose, etc. Elles sont toujours le signe de lésions anciennes. Leur aspect est très variable. Au début elles se présentent sous forme de poches renfermant un pus jaune ou une matière de consistance ferme et d'aspect jaune doré ; en vieillissant elles deviennent très dures et d'aspect grisâtre. Ces altérations sont très importantes à connaître : elles permettent à l'inspecteur de se rendre compte de l'âge des lésions présentées à l'autopsie par un animal et elles facilitent souvent la décision à prendre ;

— de l'infiltration pigmentaire, que l'on constate dans la mélanose plus particulièrement chez le cheval et le veau, ou dans l'ictère chez le mouton et le porc;

— des scléroses, siégeant plus spécialement sur le foie, les reins, les poumons, les testicules et les muscles. Ces altérations sont caractérisées par l'induration pathologique des tissus; elles sont de consistances ferme et d'aspect blanchâtre;

— des œdèmes, altérations dues à une infiltration séreuse du tissu conjonctif et pouvant envahir tous les tissus et les organes. On l'observe plus généralement dans les maladies chroniques (distomatose échinococcose, ou bien dans certaines affections inflammatoires (péricardite, pneumonie);

— des exsudats consistant en des épanchements de liquide à la surface d'une membrane. Ces exsudats sont tantôt fibrineux, tantôt muqueux ou hémorragiques. On les observe dans la péritonite, la pleurésie, la pneumonie, l'entérite, etc.

CONDUITE DE L'INSPECTEUR

Le plus souvent l'inspecteur se bornera à saisir simplement la région malade; si ces altérations s'accompagnent de maigreur ou de lésions graves, de l'intestin ou d'un organe, la saisie totale est de rigueur.

Groupe des traumatismes.

Dans ce groupe nous comprenons toutes les lésions dues à un traumatisme, telles que plaies, contusions, ecchymoses, suffusions sanguines, fractures, luxations, déchirures musculaires, etc.

Lorsque le traumatisme se produit peu de temps avant l'abatage, il n'entraîne qu'une lésion locale sans retentissement sur l'état de santé ; si, au contraire, il date de plusieurs jours, il peut, selon sa gravité, provoquer les lésions de surmenage par excès de souffrances, ou les lésions de la fièvre.

CONDUITE DE L'INSPECTEUR

L'inspecteur se bornera à saisir la région atteinte si le traumatisme est récent ; si le traumatisme est ancien, il s'assurera, avant de laisser la libre pratique, que la viande ne présente pas les lésions de la fièvre ou du surmenage.

Groupe des lésions inflammatoires.

Dans ce groupe nous rangeons les viandes qui présentent :

1° Des abcès locaux ;
2° Des plaies suppurantes ;
3° Des gangrènes locales;
4° Des hypertrophies;
5° Des néo-formations et exsudats inflammatoires.

CONDUITE DE L'INSPECTEUR

L'inspecteur saisira largement la région malade. Si la lésion inflammatoire est grave et très étendue, l'inspecteur devra se rendre compte s'il n'existe pas de lésions de fièvre qui nécessitent une saisie totale.

CHAPITRE IV

Manœuvres frauduleuses et tromperies utilisées dans le commerce des viandes de boucherie.

Les manœuvres frauduleuses mises en œuvre par les commerçants peu délicats ont pour but :

1° De tromper la vigilance de l'inspecteur et d'essayer de faire passer à la consommation des animaux suspects ou dangereux;

2° De tromper l'acheteur sur la qualité ou sur la nature de la viande mise en vente.

1ᵉʳ groupe.

Les manœuvres employées consistent à masquer par des moyens artificiels les caractères macroscopiques présentés par les viandes malades et à faire disparaître les lésions qui attireraient l'attention de l'inspecteur.

Ces manœuvres frauduleuses sont toutes du ressort du tribunal correctionnel; elles consistent :

1° A faire disparaître la séreuse pleurale ou la séreuse péritonéale;

2° A enlever les ganglions lymphatiques d'une région ou d'un organe;

3° A pratiquer diverses manipulations sur les cadavres d'animaux crevés de maladie ou d'accident et à utiliser les produits chimiques pour retarder la fermentation putride d'une viande malsaine ou suspecte, ou masquer les signes des différentes fermentations.

4° A substituer des organes d'animaux sains aux organes d'animaux malades.

L'enlèvement des séreuses pleurale et péritonéale a pour but de faire disparaître les lésions de pleurite et de péritonite tuberculeuses, ou les membranes d'abcès pleuraux ou péritonéaux résultant de traumatismes divers.

L'enlèvement peut être total ou partiel, suivant l'étendue des lésions; il s'opère de la façon suivante : le boucher incise au couteau la séreuse sur toute l'étendue à enlever, il la décolle ensuite avec précaution et l'arrache par morceaux. La partie ainsi nettoyée est lavée à grande eau, afin de faire disparaître toutes les irrégularités provenant du grattage. Avec un peu d'habitude, il est facile de reconnaître les parties ainsi nettoyées; l'absence de la séreuse se traduit, au premier examen, par des plaques d'étendue variable, au niveau desquelles le luisant fait défaut; un examen plus approfondi et plus minutieux permet de reconnaître la fraude.

L'examen des ganglions lymphatiques fournira toujours des indications qui ne laisseront aucun doute sur la nature de la lésion primitive.

L'enlèvement des ganglions lymphatiques a pour but de *maquiller* le cadavre dans les cas de tuberculose ganglionnaire; le boucher s'attache à faire disparaître les ganglions lymphatiques tuberculeux d'un viscère ou d'une région musculaire; ceux auxquels il s'attaque le plus généralement sont : la chaîne des ganglions lymphatiques du poumon et de l'intestin, les ganglions des régions sous-lombaire, iliaque, inguinale, pharyngienne et brachiale.

L'examen le plus superficiel de la viande permettra

à l'inspecteur de se rendre compte de cet enlèvement.
Son attention attirée, il pratiquera soigneusement
l'autopsie de l'animal; il examinera avec soin les séreuses, les viscères et les ganglions restants, dans
lesquels il recherchera avec minutie d'autres lésions
tuberculeuses. Il est utile de connaître à cet effet
l'existence d'un petit ganglion, inconnu des bouchers,
qui se trouve accolé à la bronche dans le tissu du poumon droit, au niveau du lobe médian et qu'il est facile
de découvrir au moyen d'incisions exploratrices. Il est
bon de faire remarquer que ces manœuvres frauduleuses se pratiquent surtout sur les animaux abattus
clandestinement ou sur ceux provenant des tueries
particulières ou d'abattoirs irrégulièrement surveillés.
Dans ce cas, l'inspecteur devra toujours faire une
enquête sur la provenance des animaux examinés,
enquête qui pourra lui fournir d'utiles renseignements.

*Les manipulations exercées sur des animaux sai-
gnés post-mortem* ont pour but de faire disparaître
les traces superficielles de congestion, les manifestations d'hypostase dont nous avons parlé au chapitre
des viandes cadavériques. Pour cela, le boucher a
recours au lavage à grande eau des régions anorma-
lement vascularisées et au tamponnement avec un
linge imprégné d'une solution de sel marin. Le plus
souvent cette pratique est complétée par le lavage de
la viande avec des solutions antiseptiques, dans le but
de retarder l'apparition des signes de la fermentation
putride. L'attention de l'inspecteur sera toujours attirée par la présence de lésions suffisamment graves
pour expliquer la mort. En outre, la viande des animaux saignés dans ces conditions dégage toujours
une odeur nauséabonde due à la fermentation des
matières alimentaires renfermées dans l'intestin.

L'examen des parties profondes, de l'épaule et de la région ischiale montrera presque toujours des signes de fermentation putride: les signes d'hypostase seront encore manifestes dans les régions profondes, inaccessibles aux différentes manipulations pratiquées, comme par exemple le tissu conjonctif lâche situé sous l'épaule. La graisse conservera son aspect rougeâtre.

Les viandes hydroémiques (viandes mouillées) sont l'objet de manipulations spéciales. Elles sont placées dans des courants d'air ou tamponnées avec des linges secs pour faire disparaître l'humidité révélatrice. Il suffit, dans les cas douteux, d'explorer des muscles fraîchement incisés pour retrouver au toucher la sensation de froid humide caractéristique.

Les sulfites et les bisulfites alcalins sont utilisés pour donner une coloration rouge aux viandes qui sont l'objet d'un commencement de fermentation cadavérique; ils sont employés sous forme de bains dans lesquels sont trempées les viandes avariées. Le saupoudrage avec des sels de conserve est utilisé dans le même but frauduleux. L'examen des régions profondes permettra généralement de découvrir la fraude; on pourra toujours avoir recours, comme moyen de contrôle, à l'analyse chimique.

La *substitution des viscères d'un animal* sain à ceux d'un animal malade est une fraude assez fréquente qui ne peut réussir que par la surprise ou par le manque d'attention de l'inspecteur. Il suffit, pour la déjouer, d'exiger que les principaux viscères restent adhérents jusqu'au moment de l'examen. L'inspecteur devra toujours s'assurer, en les faisant détacher devant lui, qu'ils n'ont pas été fixés d'une façon factice à l'intérieur des animaux. Cette fraude se pratique le plus généralement sur les poumons; elle a pour but de substituer un poumon sain à un poumon porteur de lésions tuberculeuses; l'organe rapporté est **fixé** à l'entrée de la poitrine par une petite cheville de bois habilement dissimulée qui traverse la trachée.

2ᵉ groupe.

Ce groupe comprend tous les moyens mis en œuvre par le boucher pour tromper l'acheteur sur la qualité d'une viande saine.

Ces moyens consistent :

1° A tromper l'acheteur sur l'espèce, en vendant **du** bouc ou de la chèvre pour du mouton, du cheval **pour** du bœuf. La connaissance des caractères macroscopiques des viandes et des caractères anatomiques des différentes régions chez les différentes espèces permettra la différenciation.

Diverses méthodes de laboratoire peuvent être utilisées pour arriver à cette différenciation, nous n'en donnerons ici que le principe.

L'examen de la fibre musculaire montre des différences dans la striation suivant l'espèce qui l'a fournie.

La *graisse* des différents animaux a un **chiffre** d'iode (pouvoir de retenir l'iode) variable suivant l'espèce. *L'indice de réfraction* des différentes graisses est aussi variable. La *composition chimique* des muscles est variable suivant l'espèce envisagée. L'analyse chimique est de nature à montrer ces différences de composition.

Le meilleur procédé de différenciation de la chair des animaux de boucherie est l'emploi des sérums précipitants:

2° A tromper l'acheteur sur le sexe d'un animal de boucherie, en vendant par exemple du taureau ou de

la vache pour du bœuf, de la brebis ou du bélier pour
du mouton, de la truie ou du verrat pour du porc. La
différenciation des morceaux découpés présente toujours de grosses difficultés; elle exige une grande
habitude de l'inspection. La difficulté est beaucoup
moins grande s'il s'agit de morceaux prélevés sur des
animaux entiers ou sur des moitiés; les caractères dis-
tinctifs que nous avons décrits au chapitre de la
viande abattue sont alors suffisants;

3° A mélanger des morceaux de qualité différentes
lors de fournitures importantes; dans ce cas, la fraude
est facile à reconnaitre, elle exige simplement un peu
d'habitude;

4° A opérer le soufflage d'animaux maigres, afin de
masquer leur maigreur. Bien que le soufflage soit une
pratique courante pour certains animaux, il devrait
être défendu, car il nuit à la bonne conservation des
viandes.

Le soufflage a souvent pour but de tromper sur la
qualité de la marchandise : il tombe alors sous le coup
de la loi du 1er août 1905. Employé dans un but de
fraude, il consiste à insuffler de l'air dans le tissu
conjonctif compris entre les masses musculaires chez
les animaux amaigris, afin de donner meilleur aspect
à la viande et faire croire à l'existence de graisse
Le morceau ainsi préparé donne, au toucher, une
sensation de crépitation : les muscles sont peu volumineux par rapport au volume total, et ils présentent
toujours la coloration pâle propre aux viandes maigres. Le soufflage, dans certains cas, est simplement
pratiqué sur une partie de l'animal de boucherie,
dans le but de cacher la maigreur, comme, par exemple, le soufflage du tissu conjonctif et graisseux des
rognons. Il s'agit là d'un véritable maquillage :

5° A préparer des morceaux hors catégorie dits « paillasses fourrées », constitués par des bas morceaux entre les plans musculaires desquels on introduit des déchets de boucherie ou des morceaux généralement inutilisables (bat-joue, flanchet, etc.), dans le but de faire croire à un morceau riche en muscles.

CHAPITRE V

Etude des produits de la charcuterie, préparation, falsifications, altérations.

La charcuterie a pour objet le commerce de la viande de porc, que l'on débite sous forme de produits frais et de produits manipulés.

Les produits frais comprennent : la viande, le lard, les abats.

Les produits manipulés sont très nombreux: les principaux sont : la chair à saucisses, la saucisse, le saucisson, le fromage de cochon, le boudin, l'andouillette, le pied de porc, la rillette, la gelée, l'axonge et les salaisons (jambon, jambonneau, petit salé, etc.).

Il est inutile d'insister sur toute l'importance qui se rattache, pour l'hygiène de la consommation, au contrôle sanitaire de ces multiples produits : leur composition complexe, la cuisson et l'assaisonnement qu'on leur fait subir permettent de dissimuler assez facilement des viandes d'origine douteuse que l'on essaie ainsi de livrer à la consommation.

Les annales médicales regorgent de cas d'intoxication alimentaire par les produits de la charcuterie : il suffit de rappeler pour mémoire les fameux saucissons de Bologne fabriqués à Bruxelles avec des viandes d'animaux morts de maladies, ainsi que les accidents qui surviennent fréquemment en Allemagne à la suite d'ingestion de saucisses et de boudins.

L'étude des produits frais ayant été faite dans le cours de ce guide, nous n'envisagerons dans ce chapitre que les principaux produits manipulés.

Hachis de saucisses. — Saucisses fraîches et salées.

Fabrication. — Tous ces produits sont fabriqués avec moitié viande de porc et moitié lard ; pour les saucisses fraîches et pour le hachis on ajoute 20 grammes de sel par kilo; pour les saucisses salées, il faut 40 grammes de sel et 1 gramme de salpêtre.

Falsifications. — La fraude la plus commune consiste à substituer totalement ou partiellement de la viande de bœuf, de chèvre ou de cheval à la viande de porc, ou bien à remplacer une certaine quantité de viande de porc par de la fécule, de la mie de pain ou de l'eau. Pour donner aux saucisses ainsi falsifiées l'apparence d'une grande richesse en viande de porc, le charcutier prend toujours le soin de colorer le hachis avec du carmin.

Examen et contrôle. — Le mélange de viande de bœuf et de viande de porc est assez facile à reconnaître macroscopiquement. La viande de bœuf est plus foncée en couleur : il suffira de séparer quelques petits morceaux du hachis pour mettre à jour des morceaux de coloration différente, teinte brune ou rosée, suivant leur nature. Le hachis qui renferme de la viande de bœuf a un aspect plus filandreux et plus pâteux que celui fait uniquement avec de la viande de porc.

Le mélange de viande de chèvre et de viande de porc est plus difficile à reconnaître, car la couleur des deux viandes est à peu près identique. Dans les cas douteux, l'inspecteur pourra fixer son opinion en goûtant la saucisse : la viande de chèvre lui donne un goût et une odeur *sui generis* qui sont surtout appréciables après la cuisson.

Les morceaux de viande de cheval se reconnaissent à leur coloration brune très foncée (1).

La fécule et la mie de pain se reconnaissent au microscope ou, plus simplement, avec la solution iodo-iodurée, qui donne une coloration bleu indigo.

L'addition de l'eau à la chair à saucisses a pour but d'en augmenter le poids ; le produit ainsi falsifié crépite à la cuisson (2).

Le carmin, qui sert à colorer la chair à saucisses falsifiée avec des viandes autres que celle de porc, se reconnait de la façon suivante : la chair est mise à macérer dans l'eau ; celle-ci dissout le carmin et

---

(1) Lorsque les produits exigent un examen plus approfondi, on pourra recourir à l'un des procédés indiqués (sérum précipitant, recherche du glycogène).

(2) *Circulaire ministérielle du 2 mai* 1908.

En l'absence d'un règlement d'administration publique sur les produits de charcuterie, j'ai l'honneur de vous inviter à baser vos conclusions d'analyses sur les données suivantes :

L'addition d'amidon ou de fécule aux saucissons et saucisses destinés à être mangés crus constitue une falsification ; mais la présence d'une quantité de matière amylacée calculée en amidon ne dépassant pas :

2 p. 100 dans les saucissons et saucisses à cuire ;

5 p. 100 dans les pâtés et terrines de volaille, gibier, foie gras ;

10 p. 100 dans les pâtés de porc,

peut être considérée comme n'ayant aucun caractère frauduleux.

Quant à la teneur en humidité de ces produits, il me parait qu'on peut admettre une présence maximum de 50 p. 100 d'eau ; il est du reste à remarquer qu'une certaine relation, inverse, existe entre la teneur en matière grasse et l'humidité et qu'il y aura lieu, par la suite, de doser la matière grasse afin de rapporter l'humidité au produit dégraissé.

Il est bien entendu que la viande de cheval ne peut entrer dans aucun produit de charcuterie, à moins que sa présence ne soit expressément indiquée dans la dénomination de vente de la marchandise.

apparaît, après décantation, légèrement teintée en rose.

Saucisson.

Fabrication. — Le saucisson est un mélange de viande de porc dépourvue de tendons et finement hachée avec environ un cinquième de lard coupé en petits fragments. On ajoute au mélange du poivre en grains, 50 grammes de sel et 1 gramme de salpêtre par kilo ; le tout est soigneusement pétri. La pâte ainsi obtenue est coulée dans des boyaux salés, destinés à lui servir d'enveloppe. L'air renfermé dans la pâte est chassé de la façon suivante : l'enveloppe est percée en différents endroits et le saucisson est soumis à une forte pression. La préparation terminée, le saucisson est placé dans un endroit sec et frais pendant une durée de six semaines environ.

Caractères d'un bon saucisson. — Un bon saucisson est dur, ferme et sec. La coupe au couteau est lisse, brillante, bien colorée, exempte de cavités. L'odeur est agréable et rappelle celle des condiments employés dans la fabrication ; la saveur est dépourvue d'âcreté.

Falsifications. — La fraude la plus commune consiste à substituer la viande de bœuf ou de cheval à celle de porc, ou à employer pour la fabrication un mélange de ces viandes.

On reconnaîtra macroscopiquement ces substitutions ou ces mélanges à la couleur de la coupe :

La coupe du saucisson de porc est rosée ;

La coupe du saucisson de bœuf est brune ;

La coupe du saucisson de cheval est noirâtre.

Indépendamment des caractères macroscopiques observés, l'inspecteur peut toujours avoir recours à l'une des méthodes de laboratoire précédemment indiquées.

Une fraude moins commune consiste à fabriquer les saucissons avec des viandes insalubres et toxiques provenant d'animaux malades ou morts de maladies. Ces saucissons, d'origine clandestine, sont fabriqués le plus souvent à la hâte par des mains inhabiles; ils se présentent avec un mauvais aspect. Ils se font d'autre part remarquer par la proportion insolite de condiments qu'ils renferment, condiments qui y sont introduits pour masquer certaines odeurs désagréables et pour retarder le plus longtemps possible la décomposition. Les saucissons ainsi fabriqués sont très dangereux, car ils occasionnent souvent les accidents du botulisme.

L'emploi des antiseptiques (acide borique, borates, formol, acide salicylique, acide benzoïque, sulfites et bisulfites), dans le but de retarder la putréfaction ou de masquer l'emploi de produits avariés, est une fraude assez courante qui doit être vigoureusement relevée. La constatation par les moyens chimiques de l'un d'eux doit entraîner la saisie totale.

L'amidon est souvent employé pour donner de l'homogénéité au saucisson; le commerce tolère une certaine quantité d'amidon au delà de laquelle la fraude est punissable.

D'une manière générale, quand l'inspecteur a des doutes sur l'origine de saucissons suspects, il doit, avant d'en autoriser la consommation en faire l'essai physiologique sur des animaux d'expérience.

Altérations. — Les altérations des saucissons fabriqués avec des produits de bonne qualité sont dues à un défaut de fabrication ou à un vieillissement trop grand.

Lorsque le saucisson est mal préparé, que l'on n'a

pas pris le soin de chasser complètement l'air contenu dans l'intérieur, des fermentations putrides ne tardent pas à apparaître malgré l'emploi de viandes parfaitement saines et fraîches et malgré la présence des condiments. Ces fermentations s'accusent d'abord par une simple modification du goût et de l'odeur : la saveur est piquante, l'odeur aigrelette; le saucisson est dit *piqué*. Il peut encore être laissé à la consommation malgré le commencement d'altération.

À un degré plus avancé, la fermentation s'accuse par du ramollissement et une sensation d'humidité au toucher. La coupe est d'aspect terreux; elle prend une teinte verdâtre au niveau des morceaux de lard; l'odeur est acide et la saveur piquante : le saucisson est dit *échauffé* et doit être retiré de la consommation.

À un troisième degré, la putréfaction est réalisée; le saucisson est mou, il est recouvert d'une matière grasse grisâtre, il dégage une odeur repoussante, fortement ammoniacale : il est impropre à la consommation.

L'emploi avec excès, dans la fabrication, de sel marin et de borate de soude donne souvent naissance à un dégagement de chlore : les saucissons à odeur chlorée doivent être saisis.

Sous l'influence du vieillissement, les saucissons se dessèchent et se vident; le lard qu'ils renferment prend une teinte jaunâtre et une odeur de rance : ils doivent être exclus de la consommation.

Cervelas.

Les cervelas sont fabriqués avec de la viande de porc non dépourvue des tendons et des aponévroses, hachée, assaisonnée d'ail et cuite.

Les cervelas sont fréquemment falsifiés en mélangeant ou en substituant des viandes de différentes espèces à la viande de porc, ou en introduisant dans le mélange, de la fécule et de l'eau.

Les procédés de recherches précédemment énumérés s'appliquent à l'examen de ces produits.

Fromage de cochon.

Le fromage de cochon est fabriqué avec de la tête de cochon désossée, coupée en morceaux, épicée et mise ensuite au moule. La tête de cochon s'utilise soit fraîche, soit après un séjour de trois ou quatre jours dans la saumure.

Le fromage de cochon s'altère rapidement : il doit être mangé frais.

Boudin.

Le boudin est un produit de charcuterie composé à parties égales de sang défibriné, d'oignons cuits et de gras haché.

La fraude la plus commune consiste à mélanger ou à substituer au sang de porc du sang de mouton; le produit ainsi obtenu est plus sec et plus grenu.

Le boudin s'altère très rapidement; il doit toujours être contrôlé au point de vue de la fraîcheur.

Salaisons.

Les salaisons ont pour but la conservation de la viande; cette conservation est obtenue par l'emploi du sel marin sec ou par l'emploi d'une solution saturée (saumure).

Salaisons sèches. — Les salaisons sèches se font avec un mélange de sel marin et de salpêtre dans les proportions suivantes : 100 grammes de sel et 1 gramme de salpêtre. On procède à la salaison sèche de deux manières : le morceau de viande à conserver est simplement frotté avec le mélange, ou bien il est enfoui dans le sel et complètement recouvert jusqu'au moment de la consommation.

Salaisons humides. — Deux procédés sont mis en usage : 1° la viande est baignée dans un bain de saumure. 2° elle est injectée au moyen d'une pompe et d'un trocart avec la solution saline.

Ce dernier procédé est plus rapide, mais moins parfait que le bain de saumure.

Saumure. — On désigne sous le nom de saumure le liquide qui résulte de l'action du sel sur la viande; le sel enlève à cette dernière l'eau de constitution et le suc musculaire.

La saumure peut se préparer artificiellement: une des meilleures compositions est la suivante :

Eau. . .	100 litres.
Sel marin. . .	12 k. 500.
Salpêtre. . .	0 k. 300.
Sucre. . .	1 k.

On peut ajouter des aromates, suivant le goût particulier que l'on veut donner à la viande.

Caractères d'une bonne saumure. — La bonne saumure a une saveur salée, une réaction acide; elle est fraîche, limpide ou demi-transparente; elle ne devient roussâtre qu'à la suite des bains de viande; elle marque 22 degrés à l'aréomètre de Baumé.

Altérations. — La saumure altérée a une réaction alcaline, une odeur ammoniacale et une saveur amère; elle est trouble et recouverte d'écume blanche.

Accidents pouvant être produits par la saumure. —

Une saumure trop riche en salpêtre peut occasionner des accidents des voies urinaires.

La saumure est susceptible de vieillissement : lorsque le charcutier ne prend pas le soin de remplacer le sel disparu et de soumettre le liquide à l'ébullition, la saumure se charge de matières organiques éminemment putrescibles qui transforment le milieu en un véritable bouillon de culture capable de déterminer des effets toxiques.

Principales salaisons employées dans le commerce de la charcuterie. — Les principales salaisons employées sont : le jambon, le jambonneau, la poitrine, le lard et la langue de bœuf.

Les salaisons s'altèrent par rancissement et par fermentation putride. Pour contrôler leur état de conservation, on utilise des sondes spéciales qui permettent de prélever des échantillons au sein même des produits. Lorsque le sondage laisse des doutes sur la valeur du produit, il est recommandé de pratiquer des coupes dans différents sens. Si la salaison est avariée les coupes sont humides, d'aspect violacé; elles verdissent au contact de l'air et dégagent une odeur désagréable de rance, de moisi ou de putréfaction.

TABLE DES MATIÈRES

Paris et Limoges. — Impr. milit. H. Charles-Lavauzelle.

www.ingramcontent.com/pod-product-compliance
Ingram Content Group UK Ltd.
Pitfield, Milton Keynes, MK11 3LW, UK
UKHW021631170726
13836UKWH00005B/2145